中国内科医鉴

著者——

大塚敬节

皇汉医学系列丛书

主编 刘 星

山西出版传媒集团
山西科学技术出版社

U0122109

总　序

中医学历史悠久，源远流长，影响深远，最有代表性的是对日本的影响。

日本把中医叫作汉医，日本研究中国医学的学者，更是称中医学为皇汉医学。

日本自隋唐与中国相通以来，所习之医皆神农以来之学说。因《内经》《难经》之书名，始见于《汉书·艺文志》，而张仲景又为汉代人，中医界十分重视《伤寒论》一书，所以称中医为汉医。千百年来，日本汉医名家林立，著作之可传者指不胜屈，而所藏中国医书之佚本、绝本尤多（萧龙友语）。

20世纪初，西医东渐，对中医的发展造成一定的威胁。在日本，汉医同样受到了冷落。但是，日本学者很快就发现，西医之治疗有时收效尚不如汉医之捷而灵、稳而当。于是，倡导皇汉医学者遵承丹波元坚等名家所辑之书、所习之学，立社演讲，从而光大之，而这些著作也随即风行一时。世界书局根据这一情况，邀请陈存仁先生编辑《皇汉医学丛书》。陈存仁先生经过数年努力，从在日本搜集到的数百种中医著作中，选择最有价值的书籍，编辑为《皇汉医学丛书》。其中包括总类 8 种，有《内经》《难经》等医经注释及考证、传略、目录等著作；内科学 19 种，主要为《伤寒论》《金匮要略》《温病条辨》等典籍文献的研究、注解；外科学 1 种；女科学 3 种；儿科学 3 种；眼科学 1 种；花柳科学（性传播疾病）1 种；针灸学 4 种；治疗学 1 种；诊断学 1 种；方剂学 10 种，含名方、验方、家藏方、方剂词典、古方分量考等内容；医案医话类 11 种；药物学 8 种；论文集 1 种，汇集了 20 世纪初日本汉医研究的精华。有些文献内容在国内已经失传，日本反而保存无恙，如接骨学，国内医籍仅见于《证治准绳》《医宗金鉴》中，日本却有其专辑，并附有图谱，手术姿势无不详备，接骨的方药也为不经见之家传方剂。又如，腹诊之术，国内已完全失传，而日本汉医书籍中有之；生产、手术、探宫、通溺，日本也能祖述中医之方法；眼科则打破五轮八廓之妄，针灸科则改定经穴取七十穴而活用之（陈存仁语）。编辑这套丛书的目的，"其意不独欲介绍日本之新旧学说，且将使读者对比互勘，于医学有深切认识与辨别"（徐相任语）。陈存仁先生认为，这些图书中"日本多记氏谨严之逻辑，丹波氏诠释，东洞氏自立一派，汤本氏独抒卓见，宫献氏研究精密，冈西氏征引博洽，以及久保氏之科学见地，岩崎氏之治学功夫，并足称述，可为则例。其所撰著，必有足以启导吾人研究之方法与趣味者"。

汉医与中医一脉相承，在我们继承和发掘中医前辈们的学术经验时，日本的前贤同样是我们应该认真学习的榜样。他们确实在中医学术上有着踏踏实实的学问，他们的很多著作至今仍然对中医的发展产生着积极影响，具有极高的参考价值。这些著作的作者在国内的知名度相当高，可以说是家喻户晓，比如丹波元简、丹波元坚、丹波元胤、山田宗俊、吉益为则、长尾藻城等。

《皇汉医学丛书》不仅给我们提供一条了解日本汉医学的途径，也为我们学好中医、运用好中医理法方药提供了一批重要的海外中医参考文献。

本套丛书于1936年至1937年陆续刊行后，人民卫生出版社曾于20世纪50年代出版过单行本。此后直至1993年才再经上海中医学院（现名上海中医药大学）出版社重刊。目前，全套丛书市面上已经找不到，读者要一睹丛书全貌极为艰难。为了满足广大读者的需要，为了适应现代人读书的习惯，我们组织中国中医科学院、广西中医药大学、山西中医药大学等单位众多专家和研究人员，用了6年多的时间，对原丛书进行了全面点校，将原来繁体字、异体字的竖排本改为规范的简化字横排本予以出版，并对疑难字词添加了注释，希望能得到广大读者的喜爱。

最后，希望本书的出版对于中医的发展能有所启迪，并希望有识之士对书中不妥之处提出宝贵的意见，以使本书更加完善。

凡 例

一、《皇汉医学丛书》自 1936 年上海世界书局出版以来，深受读者喜爱，其中的许多著作已经成为中医界重要的参考书或工具书。

二、原版《皇汉医学丛书》由于文字为繁体及异体字、竖排，无现代标点，给现代人阅读带来了很多困难。简体点校版为规范简体、横排、加现代标点，所以读者阅读起来会轻松很多。

三、丛书中引用的前人作品名称及前人名称，没有统一的说法，如《灵枢·小针解》《灵·小针解》《小针解》及《阴阳应象大论》《阴阳应象》等，为了尽量保持丛书原貌，新版丛书没有进行统一。

四、原丛书中"左""右"二字，改为横排后，根据语义改为"上""下"等。

五、原丛书中"按语""案语"混用，现统一使用"按语"，如坚按、简按。

六、原丛书中的缺字用"□"表示，如果通过查阅资料，已补入缺字，则将"□"去掉。

七、对于原丛书中不符合现代人阅读习惯的词语，尽量改为符合现代人阅读习惯的词语。如丸药的"丸"，原丛书中经常写作"圆"。在不影响原书语意的情况下，丛书统一改为"丸"。如，将"补中益气圆"改为"补中益气丸"，将"乌梅圆"改为"乌梅丸"等。

八、穴位名称统一改为国内使用的名称。如，大渊，改为太渊；大溪，改为太溪；太钟，改为大钟等。

九、原丛书在引用他书内容时，可能出现与所引用的著作文字有出入的情况，简体点校版经核对后会改正，有些通过注释的方式加以说明。

提　要

本书由日本著名汉医学家大塚敬节编著而成。

本书共有两篇，前篇主要介绍内科各种症候与治法，共 13 章；后篇主要介绍内科各种疾病的病因、症候与疗法，共 14 章。本书既有现代西医的内容，又有作者及其恩师汤本求真的临床经验，是杰出的中医内科著作。

序

　　此书系大塚敬节君之新著，君已专攻现代医术，以尚有遗憾，于是百方考虑，深究古医方之残籍，多方历问遗老，孜孜修习诊方药术，益谦自抽，虽倦不知。

　　原夫医方药术之技，自后汉历三国六朝，迄于隋唐，益见其精，今世所存《伤寒》《金匮》《本草》诸书，咸皆当时之残籍，经前贤补诠修订，仅传其一斑者耳。且当时西域南荒之通聘，渐次频繁，医药亦随文物而俱盛。大和朝，广聘医博，波斯医之投归我国。此一例也，其他可想而知矣。至于近世，因荷医、德医之渐入，竟使医制为之一变，而灭却古医之传统，此殆与汉武之礼聘巫觋，作不死长生之梦者，正复相同。

　　凡事由疏入密，由简移繁，为物情必然之理。密矣繁矣，于是审之而使约，集之而使整。于是密者痼于密，繁者涸于繁，纷错淆离，竟丧其本，虽圣者不能除其弊，是亦必然之理也。往昔，张仲景氏约南北百家之传，如收罗于一型之中，一扫扁鹊巫觋之蛊言，

— 1 —

一刀斩断千百乱麻，此亦可以语于现代治学之术矣。

古医法既泯其传统，而欧洲医术敷布于天下，密之愈密，繁之愈繁，纷错滑离之弊渐以滋生，而古医复活之论亦起。但论者虽多读其书传，而不解诊术药方，道听途说，徒毁他家，哓哓然犹不自省。君独居此间，排其丑陋，孜孜于究方练术，时至废寝忘食。

予苦喘三十年，经君一诊，始断斯病或将与生共终。当其喘咳既盛，则和而缓之；当其呃噎郁闭，则疏而开之。譬犹古国之保守望残器，自然渐衰之理，不宜妄施克伐。查医家之为余立医案者凡数十人，咸在急切攻其疾患，不测体萎衰之状，而君独能洞鉴其隐，以处理残鼎败器之法处理之，殆所谓释生之惑而忘其死者否耶。

今之说病理，讲药方者，虽古今东西，规矩不同，但其真谛之所存、机诀之所在，必得相同，所谓异途而同归者是也。君之此著，盖亦约之整之，遵古人之遗意者乎。参校彼此，观对异同，以其医方药术，打破神异灵怪、妖妄诡谲之迷，正是暗中之一炬。彼益是益，足以照破东西医家之迷途者也。乃为之序。

昭和八年晚秋权藤成卿多麻识于南邻旭丘之侨居

凡　例

一、本书分上、下两卷①，上卷本系恩师汤本求真翁自己担任执笔，下卷托余讲述。但入春以来，翁顿呈衰老之象，惧其稿之难以完成也，因命余更从事于上卷。余拜命以来，深惧责任之重而且深，虽日夜凭几缀稿，但以浅学鲁钝之余，不免难于发挥古医之真理，殊以为憾耳。

二、本编大别为前、后两篇。后篇内设"原因""症候""疗法""备考"诸项目，间录实验案例。"原因"及"症候"不敢稍加私意，一本于现代西医学之说。内科以桥本节齐氏新著《内科全书》为本。"疗法"则参酌各书，就余之经验，分经纬而说述之。"备考"部则引用学术丰富之诸先辈之说，以备考证。

三、"备考"中不录古方，而多采录后世之方。因遵奉古方，摒斥后世之方，非学者应有之态度。此不

---

① 本书分上、下两卷：意即，一开始本书是分为上、下两卷的。

论东西医学之研究家，理由固相同也。后世方虽亦录自先哲之经验，但其运用中自有其新经验存乎其间也。

昭和八年十二月

于牛迁船河河原町寓居

著者志

目　录

前篇　症候与治法概论 ·················· 1

　第一章　头痛　眩晕　耳鸣 ·········· 1

　第二章　呕吐　吐血咯血　吞酸嘈杂　哕 ······· 8

　第三章　便秘　下利　下血　子宫出血 ······ 19

　第四章　小便自利　遗尿　小便不利　淋沥　血尿

　　·················· 26

　第五章　口渴　咽干口燥 ············ 29

　第六章　咳嗽　喘 ················ 34

　第七章　胃内停水　心下痞 ·········· 39

　第八章　心悸亢进 ················ 45

　第九章　浮肿（水肿） ·············· 48

　第十章　热 ·················· 62

　第十一章　不眠　谵语　狂痫 ········ 72

　第十二章　胸痛　腹痛 ············· 83

　第十三章　腹满 ················ 93

后篇 病证各论 ························· 100

第一章 风邪 ························· 100

第二章 气管枝炎 ························· 106

第三章 气管枝喘息 ························· 111

第四章 肺炎 ························· 120

第五章 肺坏疽 ························· 125

第六章 肺气肿 ························· 128

第七章 肋膜炎① ························· 130

第八章 肺结核 ························· 135

第九章 心脏瓣膜症 ························· 152

第十章 心囊炎 ························· 157

第十一章 脂肪心脏 ························· 160

第十二章 食道炎及食道狭窄 ························· 161

第十三章 胃加答儿② ························· 163

第十四章 胃溃疡 ························· 172

第十五章 胃癌 ························· 174

第十六章 胃扩张 ························· 177

第十七章 胃下垂及肠下垂症 ························· 181

第十八章 胃紧张力衰弱症 胃阿笃尼症 ········· 182

第十九章 胃酸过多症 ························· 183

---

① 肋膜炎：即胸膜炎。

② 胃加答儿：即胃炎。

第二十章　肠加答儿① ················· 184

第二十一章　盲肠炎② ················· 186

第二十二章　肠叠积症 ················· 192

第二十三章　肠寄生虫病 ··············· 194

第二十四章　黄疸 ····················· 199

第二十五章　加答儿性胆管炎及胆囊炎 ····· 208

第二十六章　胆石症 ··················· 210

第二十七章　结核性腹膜炎 ············· 213

第二十八章　肠结核 ··················· 215

第二十九章　肾脏炎 ··················· 217

第三十章　肾脏结石 ··················· 224

第三十一章　肾盂炎③ ················· 228

第三十二章　糖尿病 ··················· 229

第三十三章　脚气 ····················· 238

第三十四章　拔没笃氏病④ ············· 243

第三十五章　神经痛 ··················· 247

第三十六章　末梢性神经麻痹 ··········· 252

① 肠加答儿：即肠炎。

② 盲肠炎：正确的名称应该为阑尾炎。俗称盲肠炎。

③ 肾盂炎：即肾盂肾炎。

④ 拔没笃氏病：即毒性弥漫性甲状腺肿，为甲状腺功能亢进症中常见症型。

第三十七章　动脉硬化症 ………………………… 258

第三十八章　脑溢血 ……………………………… 261

第三十九章　癫痫 ………………………………… 271

第四十章　神经衰弱症 …………………………… 279

第四十一章　歇斯底里① ………………………… 285

第四十二章　赤痢 ………………………………… 289

第四十三章　霍乱 ………………………………… 304

第四十四章　肠窒扶斯② ………………………… 311

---

① 歇斯底里：即癔病。

② 肠窒扶斯：即肠伤寒。

前篇 症候与治法概论

第一章 头痛 眩晕 耳鸣

一、头痛

当患者诉头痛之际，应考其头痛起于何病，阳证之头痛乎，阴证之头痛乎？抑为虚证之头痛乎，实证之头痛乎？探求病源，实为汉医最要之事。同一风邪之头痛也，在甲则鼻塞、微恶寒、有热、无汗、脉浮紧；乙则鼻涕交流、恶寒强、体温不升、脉沉而弱。甲病阳证，乙病阴证，处方自异，故甲宜麻黄汤，乙宜麻黄附子细辛汤。同一胃病之头痛也，胃内停滞之水毒虽同，而丙则脉浮数、口渴、小便不利、舌苔白而干燥，时欲饮水，饮则屡屡吐出；丁则脉浮数、口不渴、舌苔无、屡屡吐水。丙阳证也，丁阴证也，前者宜五苓散，后者宜吴茱萸汤。又，同一子宫病之头痛也，戊则脉沉实，大便有秘结之倾向，颜面充血，时时眩晕，月经不顺，左腹下疼痛，按其腹部，觉全部有充实之感，以指触于左臂骨窝之部，有过敏之索条物；己则脉虚软，大便每日一次至两次，眩晕，耳鸣，肩凝，月经不顺，一月中有两次，下腹疼痛，腹部全部软弱，腰脚易冷。戊所患者为阳实证，己所患者为阴虚证，前者以桃核承气汤治之，后者以当归芍药散治之。

易起头痛之疾患，就现代医学之见地，多起于发热、肾脏炎、动脉硬化症、绿内障①、脑肿疡、梅毒、外伤、硬结头痛、副鼻腔疾患、耳之慢性化脓、便秘、循环障碍、子宫疾患等。余今大别分为四类：一曰外邪之头痛，流行性感冒、肠窒扶斯等头痛属之，痛时多兼发热；二曰痰饮之头痛，水毒停滞于胃肠之内，上冲而起之头痛也；三曰血症性头痛，月经不顺或血液循环受障碍而起者也；四曰食毒性之头痛，便秘或消化不良，食毒停滞于胃肠之内，头中受刺激而起之痛也。四者之中，更分阴阳虚实矣。

外邪之头痛，用桂枝汤、麻黄汤、葛根汤、小柴胡汤及其加减之方以治者为多；痰饮性之头痛，用苓桂术甘汤、茯苓饮、人参汤、大建中、真武汤、吴茱萸汤、五苓散、茯苓泽泻汤等治之；血证性之头痛，用当归芍药散、桂枝茯苓丸、桃核承气汤等以治之；食毒性头痛则应用泻心汤、大承气汤之类。

---

① 绿内障：青光眼。

二、眩晕

眩晕，俗名也。眩者，眼前黑之意；"晕"与"运"通，故有眩运、目运、头眩、冒眩、癫眩之称。凡眩晕，辄兼头冒。头冒者，即头觉沉重，眼前不清楚是也。凡西医学之贫血、胃肠病、心脏病尤其在瓣膜狭窄、脑肿疡尤其在脑梅毒①、小脑疾患、多发性硬化症、癫痫、希斯笃里②、神经衰弱、中毒、眼筋麻痹、内耳疾患等，往往起眩晕。

《伤寒论》《金匮要略》言及眩之处方有十一方，其中有术者六方，有茯苓者五方，此亦鉴于事实，可定眩晕与水毒密切之关系者也。西医则云眩晕与三半规管内液之摇动有直接的关系。然吾人对于古贤"治眩晕必先治水"之深谋远虑，实大堪惊叹焉。此就《伤寒论》《金匮要略》中拾出治眩之处方十，计苓桂术甘汤、真武汤、葵子茯苓散、桂枝芍药知母汤、桂枝加龙骨牡蛎汤、五苓散、小半夏加茯苓汤、《近效方》术附汤、茵陈蒿汤、甘草干姜汤；治冒之处方四，计苓桂五味甘草汤、苓甘姜味辛夏汤、泽泻汤、大承气汤等。其治乍起眩晕之方，大抵使用泻心汤。古人

---

① 脑梅毒：梅毒性脑病。

② 希斯笃里：歇斯底里，即癔病。

云"泻火降逆"，其与水火相克之理论，述之甚详。茵陈汤证之眩，虽近于泻心汤证之眩，而与水火相克之理论，说来至详且备，尚细细考究之，实能发现甚有趣味之暗示焉。惠美三白云："产后血运者，水气也，得以附子泻心汤治之。"

原南阳云："世人用人参、黄连、防己、大黄、桂枝、茯苓、术、甘草之套方以治眩晕，远不如白虎汤之有奇验。"白虎汤证用白虎汤，其有奇验，固无论已。即如舟车、酒醉之眩晕，用半夏泻心汤与五苓散而有效，古人早有卓识矣。和回子真翁云："所谓调血剂必从根治。"余曾屡屡用当归芍药散以治此种之患者，而其中之泽泻、茯苓、术诸药，则视其原因之或为船醉或为水毒而有加减焉。

三、耳鸣

耳鸣往往与眩晕为同时并起之症候。眩晕愈时，耳鸣亦止；耳鸣告愈，同时眩晕亦止。此为余日常临床所得之实验。古人云"耳久鸣则聋"，盖耳鸣则激之为聋也。

所谓患神经衰弱症者之耳鸣，多因于水毒，用茯苓饮、柴胡加龙骨牡蛎汤、苓桂术甘汤、苓桂五味甘草汤、酸枣仁汤、当归芍药散等辄有效。患动脉硬化症者之耳鸣，多用泻心汤、栀子汤及以上各方之加味。

患中耳炎者之耳鸣，多用小柴胡汤、大柴胡汤、柴胡桂枝汤等以治之。

备考

【本间枣轩①对眩晕之说】

古人学说，称眩晕为脑海虚，即脑病也。夫脑有自体发病者，亦有外界侵犯于脑而起病者。中风、痫症、发狂、恐怖等之眩晕，脑之自体之病也；产后及子宫出血、吐血、衄血、肠出血、尿血等症，至血液虚竭，虚里与肾间动悸非常，或因过饮、过浴、诸热病等而发之眩晕，从外界侵犯于脑而起者也。（中略）卒然晕倒者，可不论其虚实，与以回生散、参连汤、三黄汤等，当有效。产后之血晕或血多则上冲，面目红赤，脉络怒胀之眩者，用三黄汤加辰砂，或用苓桂术甘汤、三黄汤（泻心汤）合方为佳。下剂不宜长服，若前方已服数十日者，用苓桂术甘汤、巫神汤、如心散之类转方为佳。亡血后动悸高而眩甚者，可用肾气丸、连珠饮、八珍汤，而兼用镇悸丸。脾胃虚弱，面

---

① 本间枣轩：本间枣轩（1804～1872 年），讳资章（后改"救"），字和卿，通称玄调，号枣轩。之所以改名为"救"，是因为水户烈公德川齐昭赞叹他医技卓越，救人众多，故赐此名和"肩衣"。在著名医家华冈青洲的 1 130 名弟子中，本间枣轩是最突出的一位。主要著作有《种痘活人十全辨》《疡科秘录》《续疡科秘录》《内科秘录》《疗法治知要》等。

色萎黄，动悸而眩晕者，宜归脾汤，兼用宁心膏，即真武汤亦可用之。痫症之眩晕者，沉香天麻汤为上。头痛、眩晕、呕吐者，宜与半夏白术天麻汤。如服后呕吐犹不止者，宜用半夏泻心汤，或小半夏加茯苓汤。

原著者按：不论何处，若蔑视病之虚实，虽经治疗，犹之未治。回生散系香附子、紫檀、人参、白檀、郁金、甘草、胡椒而成，尚施于实证之眩晕，即为不考药效之误。又，以三黄投于虚证，亦大不妥。参连汤者，人参与黄连也。产后之血晕，多应用当归芍药散。

"不长服下剂"云云，系从西医之知识而出发者之说也。西医蔑视阴阳虚实，往往滥用下剂。因过下而困疲，下已难下，而又有不得不下之必要，故曰转方。此种转方，山胁东洋之所谓医之自转，医者翻弄病之良手也。巫神汤者，五苓散加干姜、黄连、木香者也。连珠饮，八珍汤、木香、甘草也。沉香天麻镇悸丸，可参照"心悸亢进"条。归脾汤者，当归、白术、茯苓、黄芪、龙眼肉、酸枣仁、远志。人参汤者，沉香、益智、天麻、防风、半夏、附子、独活、羌活、甘草、当归、僵蚕、生姜也。半夏白术天麻汤者，半夏、陈皮、麦芽、茯苓、黄芪、人参、泽泻、苍术、天麻、神曲、白术、黄柏、干姜、生姜也。亡血后动悸高而眩甚者，炙甘草汤、芎归胶艾汤、当归芍药散有效。脾胃虚弱，面色萎黄，动悸眩晕者，多用茯苓饮合苓桂术甘汤。头痛、眩晕、呕吐者，为吴茱萸汤、五苓散之证。从证运方，庶不误也。

【有持桂里①之眩晕说】

眩者，目之意；晕者，犹运也，如身在车船之上，不能自主也，故俗人往往即用"眩运"二字。此疾多从水饮而生，亦有因气疾而来者，亦有因过食而来者，妇人从血道而发，男子自瘀血结毒（陈旧性梅毒）而生。

原著者按：眩多因水饮之说，实大得我心。

《伤寒纂论》

太阳病，脉沉、身热、头痛者，阳中夹阴者也，黄芪建中汤治之。若误投发汗而不瘥者，四逆汤温之。

《集验良方》

白虎汤治中暑（热射病）、口渴喜饮、身热、头晕、昏晕等证有效。

《伤寒绪论》

太阳病者发汗，发汗过度，则阳虚而耳聋，叉手自冒，不可误用小柴胡汤，宜同建中汤治之。

---

① 有持桂里：日本江户中期著名的汉医学家。

第二章 呕吐 吐血咯血 吞酸嘈杂 哕

一、呕吐

《金匮要略》《伤寒论》中之区别呕吐、干呕、呕逆、吐、吐逆等项，东垣之解释云："有声无物曰呕，有物无声曰吐。"口中略略有声，有吐者之象，而始终不吐出者，呕也，干呕也，如乳儿患脚气与患脑膜炎者。其声未出，而乳汁、食物已有甚多之吐出者，吐也。食急而有物奔出者，大抵为吐。有声而同时有物者曰呕吐。

呕逆者，呕之激也；吐逆者，吐之激也。

上述呕有干呕之逆，而干呕、呕逆之中，又各分阳证与阴证。小柴胡汤、栀子生姜豉汤、柴胡加桂枝汤、白虎加桂枝汤、猪苓汤，治阳证之呕者也；乌梅丸、吴茱萸汤、大建中汤、四逆汤、真武汤，治阴证之呕者也。今从《伤寒论》《金匮要略》中采集治呕之方一十有六，其中十四方配合以生姜、干姜；治干呕之方一十有一，其中十方亦有生姜或干姜之配合。兹抄录如次：

【呕】

大建中汤、半夏泻心汤、苓甘姜味辛夏汤、乌梅丸、四逆汤以上诸药中有干姜、黄芩加半夏生姜汤、葛根加半夏汤、吴茱萸汤、小柴胡汤、大柴胡汤、柴胡桂枝汤、栀子生姜豉汤、小半夏加茯苓汤、真武汤以上诸药中有生姜、白虎加桂枝枝汤、猪苓汤。

【干呕】

小青龙汤、六物黄芩汤、四逆汤、通脉四逆汤、白虎加猪胆汁汤、半夏干姜散、甘草泻心汤以上诸药中有干姜、桂枝汤、小柴胡汤、橘皮汤以上诸药中有生姜、十枣汤。

【呕逆】

竹皮大丸（有桂枝）。

从上可知，凡治呕、干呕、呕逆之病，大抵用生姜、干姜、桂枝。此生姜、桂枝，均含挥发油，西医用为健胃之剂，认为作用甚广。临床医家最宜注意者，凡治呕与干呕，往往多用上举诸温性刺激药之一方，然有时亦有全然不用刺激药，却用缓和、黏滑、疏通之剂，如猪苓汤等方剂，此不可忘忽者也。

近来西医界盛用半夏，以为镇吐之剂。半夏绝非镇吐之剂，余敢断然言之，此系西医之误，吾人当矫正也。治吐之剂，余独举大黄。半夏虽治吐有效，其实不能治吐。汉医对于吐证，虽亦有以半夏处方者，然实非半夏之效。彼不自知其力量之将军，不能视察敌人之病，以致误遭败北，而乃罪责兵卒，其可得乎？试观《伤寒论》《金匮要略》，其中言及治吐之处方共计有七，其中皆无以半夏为配剂也。

【吐】

茯苓泽泻汤、五苓散、桂枝芍药知母汤、茯苓饮以上各方有术、大黄甘草汤、调胃承气汤以上两方有大黄、干姜黄连黄芩人参汤。

上举七方中，四方有术，二方有大黄。于此可知，治吐以大黄，或尤为要药矣。但术之可治者，大黄往往不能治之。《金匮要略》云："痰饮之病宜温药。"痰饮者，胃内停水也。停水于胃内，则饮食之物不得疏通，于是吐矣。故宜用术等之温药，以去其水。此时消化器为弛缓症状。反之，宿食、燥屎郁积于消化管内，以防饮食物之下降，于是吐矣。此时宜用大黄等之冷药，使胃肠紧缩以去其宿食。此时消化器呈紧缩之状态。以上云云，皆其区别也。即言吐之症状，凡胃内停水者，宜配用术之方剂；宿食、燥屎者，宜用有大黄之方剂。二者误用，则增病势之恶逆，诊断者不可不慎也。

古方中虽有将术与大黄组合于一方剂者，然与后世医人之加味者，不可同日而语。况呕吐与吐，又无区别。习得半夏有治吐效力之皮毛学识者，即批判汉药，区别门户，蔑视前人之劳苦，殊失公平之见地也。兹检《伤寒论》《金匮要略》中言及呕吐之方，配以半夏者亦计有六，开列如下：

【呕吐】

附子粳米汤、小半夏汤、小半夏加茯苓汤、大半夏汤、半夏干姜人参丸、黄连汤。

二、吐血　咯血

吐血者，消化管（尤其是胃或食道）出血，从口腔吐出之谓也。咯血者，从呼吸器（尤其是肺）出血之谓也。《伤寒论》《金匮要略》中只有"吐血"之语，而无"咯血"之文字，意者其时之"吐血"，无今日"咯血"之意。《金匮要略》"惊悸吐衄下血胸满瘀血病脉证治"项中，有云："病人面无色，无寒热，脉沉弦者，衄也；脉浮弱，以手按之即绝者，下血也；烦渴者，必为吐血。"此所云之"吐血"，实即今日之所谓"咯血"也。

吐血与咯血，不可同一处理，但在处方上若不确定其阴阳虚实而误用之，亦往往无效。故在处方之前，先宜看定是吐血乎，抑是咯血乎，然后辨明其为阴证欤、阳证欤、实证欤。试举一例以明之：泻心汤、柏叶汤，均治吐血之剂也。然泻心证之出血，为组织上

— 11 —

起炎症之出血；柏叶汤之出血，为组织弛缓所起之瘀血。盖泻心汤为阳证之治剂，柏叶汤为阴证之治剂。苟柏叶汤之证，误与泻心汤，则出血增加，病者立即可毙。吐血、咯血既认明矣，阴阳之分，亦不可不慎。前例诸方之外，如人参汤、甘草干姜汤、黄土汤，治阴证之吐血者也；白虎汤、栀子豉汤（及其加减方）、茵陈蒿汤、桃核承气汤、桂枝茯苓丸等，治阳证之吐血者也。请在第三章"下血"条更事研究。兹采用《金匮要略》中关于吐血之说于下：

（一）吐血，咳逆，上气之候也，其脉数、有热者死。

栗园（**译者按：** 即日本名汉医浅田栗翁）曰："脉缓而身凉者，血或可止。"

原著者按： 患肺结核者，多表见此种症状。上气者，两颊潮红，气上逆之谓也。

（二）贫血之亡血者无汗意，出汗者更失体液，故至恶寒、战栗。

原著者按： 病者对医家施行手术之创口或误伤之处诉疼痛时，西医往往在阿司匹林①中混加莫儿希纳②、加罗莫金②之类，企图达其镇痛之目的，称为补

---

① 阿司匹林：原书为阿斯匹灵。

② 莫儿希纳、加罗莫金：均为音译西药名，现已无借鉴价值。

血液；又以林㧟儿液①注射之，称为消耗之发汗剂。此殆即西医之治疗方针乎？

三、吞酸嘈杂

胸中②吐出苦酸之水，曰吞酸嘈杂。治吞酸嘈杂之方，屡屡应用者，为生姜泻心汤、旋覆代赭汤、柴胡加龙骨牡蛎汤、桂枝甘草龙骨牡蛎汤、小陷胸汤等。如以上方剂不能见效，病势反觉恶化时，则用大建中汤或吴茱萸汤。此系余之经验，颇著速效。此中阴阳相异之认辨，甚为切要也。

四、哕

哕，俗名也，有阴阳虚实。可以大、小承气汤治之，亦可以小柴胡汤、橘皮汤、橘皮竹茹汤之类治之。食毒、气逆、水毒，以及带热、带寒之时机，可用小半夏汤、吴茱萸汤、四逆汤等治之。

备考

《兰轩医谈》

哕有数因。阳明证，渴而不能食，食下后，渐渐口渴引饮，此必发哕，选用茯苓饮、橘皮竹茹汤可愈

---

① 林㧟儿液：为音译西药名，现已无借鉴价值。
② 胸中：当为"口中"。

（竹茹汤之人参代以麦门冬，竹茹代以竹沥，更妙）。因留饮而哕者，其小便必不利，又投承气汤后，亦有稍稍下降而仍哕者，此因热气挟痰（水毒）而上逆也，非竹沥不效。

【有持桂里之说】

方书有种种之名目，而以"哕"字最为正确。此证自古即认为胃中之寒，亦有因热而来者。蛔虫、积聚、痰饮等，皆患此。病发时挟以他病者，凶候也（尤以痢疾后及诸病之所发者为最凶）。

橘皮竹茹汤

此为古今治哕逆之通用方剂。

橘皮汤

手足厥而气逆者均用之。详说见呕吐门，可参照。

半夏泻心汤

哕逆而心下痞鞕者，用此方开通之。痢疾、伤寒之患此者，尤为吃紧之要方。

吴茱萸汤

吴茱萸为止哕之效药，阴证用之，阳证则不适用。《本草纲目》中有吴茱萸、橘皮、附子三味之方，用于阴证甚相宜。

柿蒂汤

大塚云："此方，在柿蒂、丁香之中，加生姜煎而热服之。"古时无此方剂，对证应用，能奏伟效。其主治为胸满与咳逆不止等。

用橘皮竹茹汤之类尚不止者，可用此方止之，盖柿蒂为治哕之专药。烟法印云："此物若与石蜜合煎，愈妙。"又，在平胃散中加柿蒂、丁子，亦有伟效。

甘草干姜汤

与以苦味剂而犹不止者，用此方间能奏效。

炙甘草汤

哕而脉结者，可用此方，但需在危笃症中用之。

附子粳米汤

胃中寒甚，哕逆，更加呕吐，轻剂无效时用之。

四逆汤

阴寒脱症之哕，用此方甚佳。在霍乱症，呕吐，下利，手足微冷，脉细而哕者，用此方能救其十一。

猪胆汁汤

哕时呃呃不已，呼吸有暂绝之状，用此可以急救。无猪胆时，熊胆亦可用之。大塚云："此可用通脉四逆汤加猪胆汁汤、白通加猪胆汁汤之类。"

备考

【本间枣轩之说】

吐血、呕血，古时通称呕血，有从肺出与胃出两证，（中略）而治法并不区别。大抵吐血多者用三黄汤、犀角地黄汤，或二方合用，亦有用四物汤者；吐血少者，或连绵不止，胸胁苦满者，用柴胡四物汤或

黄土汤。如用以上手段犹不止者，可与断红饮，间服
阿芙蓉液。服后血色变黑者，为止之前兆。亡血过多，
而脉沉微、虚里煽动、气短汗出者，生命已在瞬息之
间，可与独参汤，兼用回生散亦佳。吐血之后变黄胖
者，可用连珠饮兼镇悸丸。虚劳者以人参养荣汤为佳。
无病而微咯血，久而不止者，凉膈散为宜。饮酒后吐
血者，亦可用凉膈散。出血过多，亡血甚者，可与理
中汤、四物汤。

原著者按：吐血亦有阴阳虚实，宜从证以处方。
三黄汤者，泻心汤之别名也。四物汤者，当归、川芎、
芍药、地黄也。柴胡四物汤者，小柴胡与四物汤之合
方也。命期促迫者，宜与独参汤，而不投四逆加人参
汤。独参汤者，人参一味也。断红饮、犀角地黄汤、
人参养荣汤、凉膈散等，可参照"肺结核"条"备
考"之部。

黄胖者，在十二指肠虫病、心脏病、肾脏病等，
其病势进行，则其人贫血甚，皮肤淡黄，稍有水气，
动悸甚强者也。连珠饮者，苓桂术甘汤合四物汤，加
木瓜、薏仁、术、萆薢也。

《伤寒绪论》

太阳则脉浮数，灸之必惊狂，起卧不安，咽燥吐
血，此时投桂枝去芍药加蜀漆牡蛎龙骨救逆汤为佳。

《集验良方》

黄芪建中汤，治吐血、衄血、虚羸不足、饮食乏味、脚步软弱、言语倦怠、失精（遗精）、内热等诸虚损之证有效。

《续易简方》

理中汤，治身寒气虚，咯血、吐血之剂。

《千金方》

酒徒之咳者必吐血，此因久经长年月日过度之饮故也。其脉虚者，血必冒。若饮后胸满者，厚朴大黄汤治之。

《樱宁生传》

桃仁承气汤，治积郁火甚，迫血上行，衄血数升，面赤，脉躁疾，精神恍惚如痴者有效。

《心法附余》

吐血者，胸中觉气塞，上吐紫血者，桃仁承气汤下之。

《千金方》

凡服药后，呕逆，不入腹者，先与甘草一两，水煎服之，可效。

《朱氏众验》

二神汤（即甘草干姜汤）治吐血极妙。

《证治准绳》

栀子柏皮汤治小儿衄血极有效。

原著者按：此方不只限于小儿衄血，即吐血亦极有效。小儿衄血，可用麻黄汤、桃核承气汤、泻心汤之类。

《三因方》

大半夏汤为治心气郁而不行，生涎饮，心下痞鞕，聚结不散，肠中辘辘有声，食入即吐之剂。

《仁斋直指》

半夏丸（生姜半夏汤所制之丸），治吐血下血、崩中带下、喘急痰呕、中满虚肿诸病有效。

按：崩中带下，即今西医之所谓子宫病也。

《疗治茶谈》

呕吐证之动悸甚者，必致煎汤不入，往往无相应之药。其时在下焦穴针灸之，以引下其动气。药则将丸药为散药，渐渐静其动气，然后再与煎药。若无此心得，妄用汤药，反足增病。

《兰轩医谈》

衄血之实证，应用三黄汤（泻心汤），此其现象为出血不止。及其血自止，血虚者用广东人参、肉桂之类。血实者脉实数，血虚者脉沉微，若微数者必死。

《证治摘要》

一男子下利不止，发哕，吐蛔虫，与以吴茱萸汤见效。

第三章　便秘 下利 下血 子宫出血

一、便秘

便秘有种种，为说明上便宜计，区别为：紧缩性便秘、弛缓性便秘、狭窄性便秘。

（一）紧缩性便秘。所谓实证之病也。其见症为脉沉实或沉迟而多力，按其腹部有充实之感，血压高，大便坚硬。大黄、芒硝之配剂可奏效。

（二）弛缓性便秘。为肠管麻痹弛缓，无排出大便之力，因而起便秘。脉浮弱而沉迟、多微弱，大便多含水分，排泄少而不畅快。此多起于水毒停滞于消化管内，而起胃肠之下垂。此证决不可用下剂。若投以大黄，则弛缓益盛，且起腹痛、里急后重之患。宜与大建中汤、理中汤、当归芍药散等以除水毒，刺激肠管之紧缩。大建中汤等，温药也，温可以去弛缓，及去失其麻痹，则大便不求畅而自畅矣。

（三）狭窄性便秘。为肠管自身狭窄，与邻近之脏器生肿瘤或肿大，压迫肠管而起狭窄，结果起便秘之病也。此方可用大黄牡丹皮汤、桂枝茯苓丸、桃核承气汤、下瘀血丸、大黄䗪虫丸等，以去肿瘤、炎症、瘀血块等，而图肠管之疏通。

此外，尚有老人或热性病之恢复期，或慢性病等，体液枯燥，致大便难通者，投以麦门冬等温润之剂，往往得效。有时亦可用麻子仁丸，亦可用蜜在药味中煎导之。

上述便秘之症，在汉医非经严格区别，彻底之明了，决不滥用下剂。蜜煎导之方法，与今日里斯林浣肠①之理论方法相似，其适应之症，不止限于便秘（但今日为滥用浣肠之时代，宜注意）。大承气汤，扫涤胃肠内容物者也，患肠实证者用以浣肠也。温药者，对于弛缓性之便秘用浣肠也。然我道之用蜜煎导者，须在发汗过度，或小便多出，体液枯竭，致大便不下，而不能用下剂以攻之者始用之。而患盲肠炎②与以阿芙蓉③后致起便秘时，始用浣肠之法。

二、下利

投发汗剂之葛根而愈下利，投利尿剂之猪苓汤而愈下利，甚至投下剂而止下利，凡此诸法，绝非偶然之奇迹，漫然投药而得侥幸，须握有确确凿凿之实证者也。

---

①　浣肠：即灌肠。可分为清洁灌肠和保留灌汤。清洁灌肠即通过灌肠导泻，以治疗便秘，或清除肠道内食物残渣及有毒物质。此处即指清洁灌肠。保留灌肠多用于治疗各种疾病，使灌入的液体在体内留存一定的时间，以使药物在肠内得以充分吸收而发挥作用。

②　盲肠炎：应为阑尾炎。

③　阿芙蓉：即鸦片。唐朝时称罂粟为阿芙蓉。

今日西医界，凡遇里急后重而兼下利者，即投以下剂为其定则。里急后重，诚然多现于阳实之证，然有时阴虚之证亦有里急后重者，此则不可忘忽者也。在证之不适用下剂时，可用真武汤之附子剂。大肠加答儿①或赤痢之里急后重者，或有表证者，投葛根汤以发汗，能见速效。余对于慢性大肠加答儿之历久未愈者，投以猪苓汤以图利尿，果见速治。猪苓汤之阿胶，与白头翁加甘草阿胶汤之阿胶，对于里急后重，大有缓解之力。凡有湿热，即炎症充血、肛门感灼热者，多用白头翁汤。凡里急后重，而不感紧迫，压出之力不足，大便有残留之气味而不能通畅者，真武汤治之。故在诊断之际，有无里急后重，宜丁宁②讯问。里急后重而有紧迫之感者，阳证也，脉、舌均现阳性之症状；脉迟缓而弱者，阴证也。在按脉之际，即能区别之。此阴阳之相异，为治疗方针之根干，不可轻轻看过。兹采录《伤寒论》《金匮要略》中言及下利之处方，阴阳之大别于次：

【阳证之治剂】

黄芩汤、黄芩加半夏生姜汤、六物黄芩汤、甘草泻心汤、生姜泻心汤、大柴胡汤、葛根黄连黄芩汤以上

---

① 大肠加答儿：即大肠炎。
② 丁宁：同"叮咛"。

皆有黄芩、白头翁汤、白头翁加甘草阿胶汤、葛根汤、四逆汤、大承气汤、猪苓汤。

【阴证之治剂】

真武汤、四逆汤、通脉四逆汤、白通汤、白通加猪胆汁汤、四逆加人参汤、人参汤、桂枝人参汤、桃花汤、吴茱萸汤。

通观以上各方，凡阳证之治剂，大半配合苦味之剂，如黄芩、黄连、黄柏等；阴证之治剂，多用辛味之药物为配合，附子、干姜、吴茱萸、术等。两两比较之，觉其问题殊有兴味。

附言

《金匮要略》有"利气"之文字，今日神经性之下利者，往往频频有催便之意，如厕后大便不能通畅者，此其治法用诃黎勒散。诃黎勒，即诃子也，有利气之意。凡大便不通，投硝芒硝、黄大黄之剂后，便意频数而不能通者用之。即不可误于药室方函口诀，用宽畅汤治之。

三、下血　子宫出血

从大便而出之血曰"下血"，近于肛门之出血曰"近血"，在肛门深部之出血曰"远血"。漏下者，有子宫之出血，故云"子宫出血"。

治下血及漏下之处方如次：

黄土汤、桃核承气汤、桂枝茯苓丸、芎归胶艾汤、赤豆当归散、旋覆花汤。

下血、漏下，由于组织弛缓而起瘀血①，或由周围血行障碍而起瘀血，瘀血之极，乃呈是症。上举六方，可以治之。在鼻黏膜附近之组织紧张，局部充血之甚，遂致血管破裂而出血者曰衄血，麻黄汤可以止之。炎症充血之咯血，泻心汤可以止之。身体上半部之出血，多系炎症充血之所致；身体下半部之出血，多属瘀血之所致。此为今日生理学、病理学上之说明与证明，亦为临床上极有兴味之事实。

妊娠中，因胎儿之压迫，障碍血行，易起瘀血；即非妊娠之妇女，与普通之男子，亦有起瘀血者。多用当归、川芎、桃仁、牡丹皮之类以治之，其各处方可参照"药方解释"编。

备考

【本间枣轩便秘之说】

患眼病者，连服大黄、芒硝等之下剂，不按通常之分量，致脾胃衰弱，再与强下之剂，往往促其生命。假令几日不通，而不能投下剂时，可与参连白虎汤。用滑细棒，卷以棉，其大如烟管，长三寸许，涂中黄膏，插入肛门，留棉而抽去其细棒。如此数十日，大便自然可通如平常矣。

---

① 瘀血：原为"郁血"，后同。

原著者按：便秘不必用大黄、芒硝主治，误而长服之，脾胃当然虚弱矣。但确为大黄、芒硝之证，间续服之而不得复其健康者，此又非下剂之罪矣，其故在于用之人之力量不足。便秘亦有阴阳虚实，不辨别之，服药亦无效也。

《伤寒论》中有"燥屎五六枚"与"燥屎在胃中"之文，以西医内景之理推之，胃绝非燥屎之处；又依仲景内脏之说观之，所谓"胃中"云云，亦非西医所指之胃。此殆与"热入血室""冷结膀胱"之类相同。兹从各方实验证之。大便之肠，指横行结肠而言，可与以大柴胡汤等。又查"蜜煎导"条中，有用猪胆汁以为导剂，对于宿食、恶物甚有效云云。夫导剂不限于猪胆汁，唯闻诸西医云"胆汁可以消化饮食"，则胆汁或能解宿食、恶物而制燥屎者欤？

原著者按：胆汁有促进肠中蠕动之性质，故便秘用猪胆汁，为极合理的。数千年前所行之合理方法，至今日而渐渐明了其原理，此即汉法医学十分伟大之明证（引用稻田博士言）。

仲景之书，从实验而出，与今日西洋学说若合符节。（中略）治法从病因而有异同，麻子仁丸、调胃承气汤、芦荟丸等可审用之，亦可兼施蜜煎导、灌肠法等。

【有持桂里便秘之说】

凡有癥疝之人，大便常易秘。

原著者按：子宫及附属器有炎症、肿瘤者，常有所谓习惯性便秘，临床医家时常遇之。又，产后、发汗后、一切久病之末，津液干者，多结燥。高年血弱，别无病患者，亦结燥。先哲云"燥结有实者，有虚者"，诚箴言也。

原著者按：燥结有虚实，不能误投峻下之剂。据桂里翁对于便秘之治法，推荐小承气汤、大承气汤、调胃承气汤、倒换散（大黄、荆芥二味各等分，研末服之）、润肠汤（麻子仁丸加减方）、通仙丸、麻子仁丸、蜜煎导之外，并推荐熨法。

熨法

炒盐，入绢袋，在病人腹上熨之之法也。

服下药以内催通气，而屎不出时，行熨法可效。又，用温石以为通彻温气之法，对于大小便秘均有效。

《医宗金鉴》

经行后或出血过多者，贫血而荣养衰弱者，黄芪建中汤主之。

《圣济总录》

乌梅于产后冷热痢、久病下痢不止者有效。

《证治摘要》

甘草泻心汤之治下痢，以腹中雷鸣者为目的。若腹不雷鸣，为谷不和之下痢，四逆汤主治之。

第四章 小便自利 遗尿
小便不利 淋沥 血尿

一、小便自利

小便自利者，尿自利而快，其量多之谓也。桂枝附子去桂加术汤、小建中汤、苓姜术甘汤、小青龙汤、抵当汤等，治小便自利之症也。八味丸、当归芍药散、真武汤、四逆汤、甘草干姜汤等，亦治小便自利之症也。小便自利亦分阴证、阳证，阴证依"甘草干姜汤"条，上虚而不能制下，故宜用干姜、附子等热药以刺激之。抵当汤治瘀血之蓄积，而现小便自利者。此外，如白虎汤治阳证之小便自利者也。故对于小便自利之症，宜详细审查其为苓姜术甘汤之证之小便自利乎？抑为白虎汤证之小便自利乎？所谓白虎汤证之症状，即热厥之症状；所谓苓姜术甘汤之症状，即腰冷如坐水中。虽其症状纷纷，然一见便明。

二、遗尿

有白虎汤证之遗尿，有甘草干姜证之遗尿。前者为阳之极点，后者纯粹阴证。同一遗尿也，机转正相反。"白虎汤"条中有"口不仁"之文。口不仁者，口中不觉有香味也。以今日新名词言之，不仁即知觉麻钝之谓。吾今易"口"字为"膀胱"，曰阳证之遗尿者，膀胱之知觉麻钝也。虽上下相异，而自命确有至理。甘草干姜汤证之遗尿，则起于紧缩力之不足，故小便出而不多。

遗尿，亦小便自利之变相，运用小便自利诸方，可以成功。

三、小便不利　淋沥

小便不利，非小便滑利也。淋沥，出淋也。今从《伤寒论》《金匮要略》中采录治小便不利之方二十二：

桂枝加黄芪汤、甘草附子汤、蒲灰散、滑石白鱼散、茯苓戎盐汤、葵子茯苓散、四逆散、五苓散、猪苓汤、八味丸、栝楼瞿麦丸、小青龙汤、越婢加术汤、小柴胡汤、柴胡桂枝干姜汤、柴胡加龙骨牡蛎汤、大承气汤、真武汤、大黄硝石汤、茵陈蒿汤、桃花汤、桂枝去桂加茯苓术汤。

通观上举诸方，其最显明者为多用滑石、蒲灰、栝楼根、龙骨、牡蛎等使黏膜面滑利之药物，以图尿量之增加。其次用大承气汤、大黄硝石汤、茵陈蒿汤等下泻之药剂，以治小便不利，此亦堪注目者也。又，此二十二方剂中，有桂枝者计七方，此因其气上冲而起小便不利也。小便不利之治药中，力最大而配用最

— 27 —

多者为茯苓，计二十二方中共有九方配茯苓焉。

淋沥，亦有实证、虚证之分。余于实证使用桃核承气汤或大黄牡丹皮汤，屡收良好之效果；虚证用蒲灰散、滑石白鱼散等；在虚实之间者，猪苓汤最多。

四、血尿

尿中有血，此从膀胱或肾脏而出者最多。从膀胱出血者，多用猪苓汤；从肾脏出血者，多用芎归胶艾汤、黄土汤以治愈之。

备考

《内科摘要》

茯苓甘草汤，治膀胱发咳，咳而遗尿者也。

原著者按：老年妇人在冬期罹气管枝炎①，在咳嗽之际，稍稍努责，往往遗尿，此即膀胱腑因发咳而遗尿之解也。

《医学纲目》

肾著汤，治胞痹、小便不通。

原著者按：肾著汤者，苓姜术甘汤也。胞痹者，膀胱之麻痹也。本方治胞痹、小便自利之剂。胞痹达于极度，则小便不通，亦可治之。

---

① 气管枝炎：即支气管炎。

《传信尤易方》

桃仁承气汤，治淋血有效。

《类聚方广义》

苓姜术甘汤，治老人平日小便失禁，腰腿沉重而冷痛者。又，在十四五岁时无遗尿者难治，唯用此方加反鼻能奏效。因证可加附子。

老人腰冷，小便频数或遗尿，下腹动悸者，天雄散治之。

《橘窗画影》

桂枝加龙骨牡蛎汤本治失精，一老医用之以治老宫女之小便频数，和田东郭用之以治高槻老臣之小便闭而奏效，余用之以治遗尿，屡见奇效。

第五章　口渴　咽干口燥

一、口渴

口渴与咽干口燥似同而异，前者欲饮汤水，后者虽觉干燥，但不欲饮水，向口内望之有湿者也。西医不重视其区别，大抵以叟罗特儿水与之。然我道则甚重视其阴阳之区别。

口渴大抵为阳证之症候，其治疗目标在乎消炎、镇静，配药以寒药或冷药为多。《伤寒论》《金匮要

— 29 —

略》中有治口渴之处方十八，悉为阳证之治剂。

黄芪芍药桂枝苦酒汤

身体肿，发热出汗之渴。

五苓散

脉浮数，烦渴者；出汗而渴者。渴而欲饮水者；入水则吐者；水下后心下痞者；与以泻心汤而痞不解者；渴而口中燥烦者；小便不利者。

猪苓汤

脉浮发热，渴欲饮水，小便不利者；下利六七日，咳而呕渴，心烦不得眠者。

栝楼瞿麦丸

小便不利，有水气，其人若渴者。

小青龙汤

心下有水气，干呕，发热而渴，或咳，或利。

小柴胡汤

或心中烦而不呕，或渴，或腹中痛。

柴胡去半夏加栝楼汤

疟病，发渴者。

柴胡桂枝干姜汤

胸胁微结，小便不利，渴而不呕。

前篇 症候与治法概论 第五章 口渴 咽干口燥

白虎加人参汤

大汗后，大烦渴不解，脉洪大者；表里俱热，时时恶风，大渴，舌上干燥而烦，欲饮水数升者。

生姜甘草汤

咳唾涎沫不止，咽燥而渴。

小半夏加茯苓汤

先渴后呕，水停心下，此属饮酒家之病。

栝楼牡蛎散

百合病，渴而不倒水者。

茯苓泽泻汤

反胃，吐而渴，欲饮水者。

茵陈蒿汤

小便不利，渴欲饮水者。

文蛤散

吐后，渴欲得水，贪饮者。

猪苓汤

思水者。

大陷胸汤

重发汗，大便五六日不下，舌上燥而渴者。

白头翁汤

下利，欲饮水者，此系有热者。

以上石膏、文蛤、黄连、猪苓、泽泻、栝楼根、半夏、牡蛎、山栀子、黄柏、芒硝等寒药、冷药占其大半，因此口渴而属阴证者甚稀之故。四逆汤则阴证之治剂也，以附子、干姜等热药构成。此方，若非下利而失体液，陷于阴证者，戒用之。其类似阴证，而在发汗、呕吐、下利之后，发渴及内热而好水者，仍为阳证。此应明确区别者也。

二、咽干口燥

咽干口燥，必非阳证之标识。下揭诸方，系治咽干、口燥者。

小建中汤

咽干口燥。

苓桂五味甘草汤

多唾口燥。

甘草干姜汤

咽中干。

大承气汤

少阴病，有二三日口燥咽干急者，可以此下之；少阴病，自利下水，色纯清，心下必痛，口干燥急者，以此下之。

桔梗汤

咽干不渴，时出腥臭之浊唾者。

己椒苈黄丸

腹满，口舌干燥者。

苦参汤

下部溃疡，则咽干者。

咽干不唾，此为一种急迫症状，宜用小建中汤、甘草干姜汤之类。以甘草为君药，使其饴而缓其急迫，解其咽干。大建中汤，治屡屡咽干口燥之症状。苓桂五味甘草汤，治口燥时唾液多而稀薄之症。口为入口，尿道为出口，故凡尿意频数，有淋沥之气味者，亦能扩为多唾口燥之症，用此方能奏伟效。大承气汤亦治口燥咽干，但其干燥不仅咽口而已，肠管内亦干燥结粪者同之。余尝诊一男子，误口渴为咽干口燥，与以白虎汤，三周而不效，易以大承气汤，三日即愈。又，大承气汤证口燥咽干，与苦参汤证之因下部溃疡而咽干者，适成有趣之相反证，此则临床家所宜随时注意者也。桔梗汤证为咽干，甘草汤证为咽痛而感轻微之干燥，己椒苈黄丸证之为口苦干燥，则余未遭遇焉。

由上所举，余可约述其语曰：口渴多阳证，咽干口燥有阳实证，亦有阴虚证。凡急迫症状之有一种症候，即屡现咽干口燥之状，临床家应毋忽忘。

第六章　咳嗽　喘

一、咳嗽

咳嗽，俗语也。在《伤寒论》《金匮要略》中有"咳""咳唾""咳逆"等文字。《丹台玉案》中有"有声无痰曰咳，痰随声出曰嗽，声中有痰曰咳嗽"之分，其实咳不能全然无声，亦不能全然无痰，此比较的无甚意味，故不具论。兹从《伤寒论》《金匮要略》中举其治咳之方一十八种于下：

苓甘五味姜辛汤

冲气即低，反之咳更甚者。

猪苓汤

少阴病，下利六七日，咳而呕，渴者。

小青龙汤

干呕，发热而咳，咳而微喘者。

越婢加半夏汤

咳则气上，此肺胀也，其人喘。

小柴胡汤

或咳者。

桔梗汤

咳而胸满。

真武汤

此有水气者，其人或咳，或小便利，或下利，或呕者。

十枣汤

久咳家，其脉弦，有水气者；或系好饮家，咳烦而胸中痛者。

桔梗白散

咳而胸满。

苇茎汤

咳而有微热，胸中烦满。

四逆散

其人或咳，或悸，或小便不利。

射干麻黄汤

咳而气上。

葶苈大枣泻肺汤

咳逆，气上，喘鸣，迫塞。

皂荚丸

咳逆上气，时时唾浊。

生姜甘草汤

咳唾涎沫不止。

栝楼薤白白酒汤

喘息，咳唾。

小青龙加石膏汤

肺胀，咳而上气，烦躁而喘。

厚朴麻黄汤

咳而脉浮者。

统观以上各方，咳多起于上气。上气者，即气之上冲也。今从苓甘五味姜辛汤观之，气不上冲则咳，反之则断，此为特有之现象而配以特有之药方者也。越婢加半夏汤、射干麻黄汤、葶苈大枣泻肺汤、皂荚丸、小青龙加石膏汤等皆治咳而上气，或咳逆上气者也。越婢加半夏汤、小青龙加石膏汤者，中有石膏与半夏也。射干麻黄汤者，中有大枣与半夏也。葶苈大枣泻肺汤者，葶苈与大枣也。皂荚丸者，皂荚与大枣也。考此等药物之效能，而了解咳之性质者，即可无误。厚朴麻黄汤无"上气"之语，只言浮脉，故上气者不宜。方中有石膏与半夏，即类似小青龙加石膏汤，此应明晓。

桔梗汤、桔梗白散、苇茎汤，治咳时容易咯出如脓之停痰者。但在咳时，有力镇其上气者为宜。如用于咳而上气时，反增病。

猪苓汤治下利与咳与呕者也，真武汤亦治下利与咳与呕者也，两者一见类似，其实正完全相反。前者构成之药物悉为冷药或平药，后者为附子之热药与生姜、术等之温药所构成。猪苓汤以治炎症或与兴奋性、紧缩性之症状，真武汤以治弛缓性、非炎症性之症状，二者表里不同也。

二、喘

《卫生宝鉴》云：喘者，上气急促而不能息之谓也。《伤寒论》《金匮要略》中有"喘""喘息""喘满"等之语，其治方如下：

麻黄汤

无汗而喘者，喘而胸满者。

麻黄杏仁甘草石膏汤

出汗，喘，大热者。

小青龙汤

或小便不利，小腹满；或喘者。

越婢加半夏汤

咳而上气，此肺胀也，其人喘，目如脱状。

葛根黄连黄芩汤

喘而出汗者。

大承气汤

短气、腹满之喘。

桂枝加厚朴杏子汤

太阳病，微喘者。

栝楼薤白白酒汤

喘息咳唾。

木防己汤

膈间阻饮，其人喘满。

葶苈大枣泻肺汤

喘鸣迫塞。

竹叶汤

喘而头痛。

统览以上治喘之方，不必限于麻黄或杏仁。如麻黄汤、麻黄杏仁甘草石膏汤、小青龙汤、越婢加半夏汤、桂枝加厚朴杏子汤、葛根黄连黄芩汤、竹叶汤等以治属表之喘，如大承气汤、栝楼薤白白酒汤、木防己汤、葶苈大枣泻肺汤等以治属里之喘。属里之喘，应除去其腹内或胸内之食毒或水毒，减其腹压或胸压而至于消失。里证之喘，与表证之喘之缓急常异，大抵多有持续性而常少消长。

备考

《伤寒绪论》

大抵外感之咳嗽，当发汗以解之，然亦有不发汗者。经曰："喘而小便利者及小便频数者，不发汗，发汗则厥逆。"又，咳时出汗，蜷伏苦满者，均可以小建中汤与之。

《兰轩医谈》

咳逆上气，致面部浮肿者，世间医者往往投以利水剂，然无效也。若与小青龙加石膏之类，则气肿因气降而退，水肿因温散而自通利以愈矣。

《杂病纪闻》

心下因滞水气而起咳，用小青龙汤、半夏泻心汤、半夏厚朴汤、小半夏加茯苓汤、二陈汤等治之。因外邪郁结，致阳气难于表达而从心下推上，复由于推上之水气而起咳；又因外邪难于表达而郁于胸中，致气道之津液黏浓而起咳。此种治咳之药，宜先用治邪之药，邪去则里阳从三焦而达于表，水气与疼自除，而咳自止矣。

第七章　胃内停水　心下痞

一、胃内停水

胃内停滞水毒之谓也。此有名为心下痰饮者，亦有名为心下有水气者，更有名为心下有留饮者，意味皆同也。其治疗方针，据《金匮要略》云"病痰饮者，当以温药和之"，是温散之药即为此病之药无疑。温药何药？术、生姜、细辛之类是也。

苓桂术甘汤

心下有痰饮，胸胁阻满，目眩。

泽泻汤

心下阻饮，其人苦目眩。

茯苓饮

心胸中有停痰、宿水。

枳术汤

心下有如盘之坚物，饮水则作。

以上四方有术。

小青龙汤

心下有水气，干呕，发热而咳。

桂枝去芍加麻黄附子细辛汤

气分，心下有如盘之坚物，饮水则作。

以上二方有细辛。

生姜泻心汤

胁下有水气。

以上一方有生姜。

治胃内停水，其方剂不止以上七方。为说明上便宜计，将上列方剂分为三组，即有术者、有细辛者、有生姜者。有术之方剂，使用于痰饮、留饮、停饮、宿水、水饮等证。有细辛之方剂，用于水气或云"气分"。今从脉证方面观之，有术之方剂中，言脉证者大半为脉沉，而用越婢加术汤、附子汤、苓甘术桂汤；脉浮者，有五苓散一方。有细辛之方剂中，脉沉者用麻黄附子细辛汤；脉细而欲绝者用当归四逆汤；脉浮者用厚朴麻黄汤；脉紧弦者用大黄附子汤。而不言及小青龙汤之脉证，以表不解者，当然脉浮也。本草中言"术逐痰水""细辛行水气"之语，可以深思矣。易词以言之，细辛多治表水为主，术多治里水为主。余曾对于脉浮数之患者以苓桂术甘汤，服后非特胃内停水不去，反招上半身浮肿（人参亦起浮肿），于此可知术虽为利尿剂而力不大也。

生姜，治水与治水气者也，其收水富于动摇性（术与细辛为非动摇性），在配剂中与术、辛均为必要之方。生姜与半夏同用，可以止呕吐；干姜与附子同用，可止完谷下利，此即动摇性而能收水之故。

二、心下痞

痞者，噎之意，俗称胸噎，无食欲。《伤寒论》《金匮要略》中言及治痞之方有七：

五苓散

未嚼碎之全粒咽下后成心下痞，与以泻心汤而痞不解者；其人渴而口燥烦，小便不利者。

小半夏加茯苓汤

卒然呕吐，心下痞，膈间有水。

大黄黄连泻心汤

心下痞，按之濡。

泻心汤

妇人吐涎沫，服药后，心下即痞者。

附子泻心汤

心下痞，复恶寒，出汗者。

半夏泻心汤

呕而肠鸣，心下痞者。

甘草泻心汤

医见心下痞之病未尽，再与以药，其痞益甚者。

以上七方中，前二方有茯苓，后五方有黄连。可知茯苓可治心下痞，黄连亦可以治心下痞。又，从"五苓散"条下观之，凡全粒咽下成痞，泻心汤不能解者，五苓散可解之。查近世有以黄连、茯苓合组成方者，遍览《伤寒》《金匮》方中，一方无以茯苓与黄连为伍者。要知二者之间，药能不同，茯苓之味淡，黄连之味苦，此为其最大之相反点。《药物编》云："古人谓苦者能泻、能燥、能坚；淡者能利窍、能渗泻。"此定则，吾人固可以无条件承认者也。泻心汤一类，必配以如黄连之多量苦味剂；利水之流，去血之滞，开精神之郁积者，必多配以茯苓之剂。其间效用之途，正不可以道里计也。

心下痞之外，又有治心中痞者三方：

桂枝生姜枳实汤

心中痞，诸逆心悬痛。

枳实薤白桂枝汤

心中痞，留气结于胸，胸满，从胁下逆抢至心。

人参汤

同上。

从上方观之，可知心中痞者，气上逆郁塞于胸而成为痞也，与心下痞之状异。枳实薤白桂枝汤证与人参汤证，就文字观之，为用相同；但从人参与枳实、术与薤白、干姜与桂枝之药效比较考之，则就想象上可知，凡属缓而病情深者，宜用人参汤也。

心下痞者，以手按之软而不觉其硬者也。又有所谓心下痞鞕者，按之如鞕然，其处方亦有六：

桂枝人参汤

利下不止，心下痞鞕。

甘草泻心汤

心下痞鞕而满。

大柴胡汤

心下痞鞕，呕吐下利。

旋覆花代赭石汤

心下痞鞕。

木防己汤

心下痞坚。

小柴胡汤

胁下痞鞕。

此外尚有瓜蒂散治胸中痞鞕，而病势沉重，从胸下至胸中者。通览上列六方，除大柴胡汤外，其他五方均有人参，但大柴胡汤中之枳实亦如其他方剂中人参之役务。东洞翁云："人参治心下痞鞕，但逆之心下痞鞕，未云以人参主治也。"

统观以上心下痞、心中痞、心下痞鞕言及处治之方剂，屡用人参、枳实、黄连、黄芩、茯苓、半夏之类云。

备考

《兰轩医谈》

治痰饮者，始用温散，其次疏通，其次燥痰。先燥者则不适。温散用败毒散、小青龙汤。疏通用柴梗半夏汤（或加大黄少许）。燥痰用苓桂术甘汤之类。《金匮》云："病痰饮者，当温药和之。"信确言也。

但痰饮如有蛔虫之见症者，宜先用滋润温剂以扰乱之，然后以下剂以除之，以去其沉痼之疾，是为至要。譬诸去烟管之烟膏者，必先用捻纸稍稍通之，而后用火与热汤通之，其理正同也。

第八章　心悸亢进

心悸亢进，即动悸也。悸者，心动之谓，或动气之总称。故如单言悸，即不限于心尖之动悸，而有心悸、脐下悸等之名称。鸠尾之动悸，心下悸也。脐下之动悸，脐下悸也。《伤寒论》《金匮要略》中关于悸之处方十有一，举之如下：

桂枝甘草汤

发汗过多，其人叉手自冒，心下悸，按之可得者。

茯苓甘草汤

厥而心下悸者。

半夏麻黄汤

心下悸者。

小柴胡汤

心下悸，小便不利。

真武汤

心下悸，头眩。

炙甘草汤

脉结代，心动悸。

小建中汤

心中悸而烦。

苓桂甘枣汤

脐下悸。

五苓散

脐下悸。

小半夏加茯苓汤

眩悸。

以上诸方中，计有桂枝者六，有茯苓者五，桂枝、茯苓均无者为四逆散、小柴胡汤、半夏麻黄汤三方。而除五苓散外，凡有桂枝之方，必伴有甘草。由此可知，悸之大半之方意，胚胎于桂枝甘草汤，不过茯苓亦得治悸而已。桂枝甘草证之悸，究竟如何乎？余敢为之说：桂枝甘草汤之悸者，气急冲逆之时，因卫气弱而无抑制之力，现悸之症状者。发汗过多云云，即指示同时卫力损丧之意，故两手交叉则心脏及胃部不能镇其悸也。由此类推，可以推之炙甘草汤、小建中汤之悸之模样矣。苓桂甘枣汤、茯苓甘草汤中亦有桂枝、甘草，同时配伍以茯苓，此其为悸，必兼有桂枝甘草汤与茯苓二者之见症也。

茯苓证之悸，为体液（即血液与淋巴液）之循环障碍而起。譬如之水流，在激湍之时，遇岩石冲突，则生波浪，振动其周围然。不若桂枝甘草汤证之起于气之冲逆也。此将于结论中详述之，此处徒增繁杂，恕不具论。用茯苓之意甚多，"治痞"条中有"淡者能利窍，能渗泄"，此说亦可适用。

半夏麻黄丸证之心悸，适反于桂枝甘草汤证之表虚，而为表实。半夏之作用，与桂枝异，治一种之冲逆症状，此在有半夏之各方剂中可以观察而得之。余对于半夏麻黄丸究以治何等之心悸为宜，久久有疑问，积而不解，后诊察越婢加半夏汤证之患者后，始能想象而得半夏麻黄丸证之心悸焉。

最后应注意，配用柴胡、甘草之四逆散证及小柴胡汤证之悸，均为小便不利，故用柴胡等疏通之剂。此其为悸，与茯苓证类似，宜参照其他症状而识别之。

备考

【本间枣轩之说】

治法，第一宜镇悸，第二为清血，第三用滋养法。镇悸用铁砂汤，兼用镇悸丸；清血用黄连解毒汤合四物汤，或用甲字汤合四物汤；滋养用炙甘草汤或八珍汤。但此证若为先天遗毒者，不治。

原著者按： 不治之症，未见说明，但临床之际，就一二三次中可以区别之。铁砂汤者，苓桂术甘汤加铁砂、人参也；甲字汤者，桂枝茯苓丸加甘草、生姜也；八珍汤者，当归芍药散加地黄、人参、甘草，去泽泻也。八珍汤与炙甘草汤均为滋养之法。镇悸丸者，绿矾、茯苓、术、桂枝、甘草也，即茯苓桂术甘汤加绿矾也。

第九章　浮肿（水肿）

浮肿，俗名也，《素问》《伤寒论》《金匮要略》等书中称水气，后世称水肿。《金匮要略》"水气病脉证辨及治法"条中，有风水、皮水、正水、石水、黄汗等名称。正水、石水证治未见。风水者，其脉自浮，骨节疼痛之外症也；而寸口之脉沉滑者，中有水气也。颜面肿大而有热者曰风水。眼睑微肿，颈动脉能见其动，时咳，按其手足，直陷而不上起者，风水也。又曰："在太阳病，脉浮紧者；骨节疼痛者；或身体不疼而觉重酸，口不觉渴者，风水也。"出汗可愈。其发汗过度，体液虚耗，而发热恶寒之态者，极虚证也。以上所言风水，仅言水之表，而不及里。

皮水者，其脉浮，有浮肿之外症者也，按之没指，不恶风，腹如鼓之膨胀，口不渴。又曰："口渴而不恶寒者，皮水也。"此时身体肿而冷，真元之气已失，全身知觉麻钝矣。间尝考之，风水者，水毒与外邪之结合也；皮水者，水毒停留于表，而不伴以外邪者也。兹举言风水及治水之方如下：

防己黄芪汤

风水、脉浮、身重、出汗、恶风者。

越婢汤

风水，恶风、一身悉肿、脉浮、不渴、续续自汗、无大热。

防己茯苓汤

皮水之病，四肢肿，水气在皮肤中，四肢聂聂动者。

此外，有里水者，在先辈中往往误为皮水。夫里水不必水毒停滞于里，然较风水、皮水所停之水，确有较里之倾向。治里水之方，有越婢加术甘汤与甘草麻黄汤。

上举风水、皮水、里水之外，尚其相似之证，此又可分以麻黄为主药与以防己为君药之二大别。

此外又有"血分"之文句，《金匮要略》中有妇人经水不通，即经血不利，则为水，名曰血分。此因月经闭止，或因体液之障碍而起水肿之谓也。《妇人良方》中对此又有血分与水分之区别。妇人经水不通则化为血，血不通则复化为水，故先因经水断绝，而后四肢浮肿，至小便不通者，名曰血分；先小便不通，后身体浮肿而致经水不通者，名曰水分。在临床之际，余曾屡遇此种患者。余又曾诊断一心脏瓣膜症之处女，全身先强度之水肿，皮肤悉呈紧张状态，按之以指，毫不凹陷，大、小便亦不利，月经亦自浮肿以来而见少，心悸亢进，呼吸困难，胸内苦闷。投以大柴胡汤，兼用桂枝茯苓丸，数次泻下，尿量随之增加。前后数十次，浮肿全去；经过二周以后，月经恢复如平常；以后完全恢复健康，至今亦无何等之病。所谓血分之肿者，如投以木防己汤，或防己茯苓汤，或越婢加术汤、大黄青龙汤等，非特不能稍见其效，且往往引起其他诸病之苦焉。

《金匮要略》中对于气分之说明，文字难涩（译者按：日人多中国古文，宜乎有此语。请读者勿误会）。后世人言者不多，就余之见解，当如下解释之：

气分重者，阴证之水肿也。阳气不足，则阴气内盛，寒邪相聚而起水肿。患此肿者，所谓冷性者居多，脉沉细、沉迟或迟弱等之无力状态，浮肿亦软，以指压之，容易凹陷，指痕多永留者。治气分肿之剂，有用桂枝去芍药加麻黄附子细辛汤者，余则觉大建中汤亦可治之。

黄汗，状似风水，其病身体肿、发热、出汗而渴，汗滴沾衣则色黄如柏汁。栗园浅田翁注云："黄汗本属湿热，故身体肿。"发热、出汗，其状如风水，其汗沾衣则色黄如柏汁，而身体反不黄云。治黄汗者，当用黄芪配剂，为黄芪芍药桂枝苦酒汤、桂枝加黄芪汤等方剂。

以上述浮肿疗法之概略。所谓杂病中水病之证，尤富变化，且系难治，故不惮援引二三先辈之经验于备考中。

备考

【和田东郭之说】

水肿之病无病症，而审其脉症，不过三候。识此三候，施药可无大过，是为治疗水肿之一大要领。此不第治疗水肿而已，虽万病中皆有三候，亦无不可。三候者何？一曰实肿之候，一曰虚实间肿之候，一曰虚肿之候是也。

实肿者，其肿多，治疗易，间肿次之，虚肿又次之。识此三候，施药可治。唯极虚之肿，难于见效，然此名不治之肿，可不加以疗治也。

实肿之肿势坚，手按之则凹陷，手离则仍复故态，类似肉胀。虚肿之肿无势，其肿和，手按之，其迹留而不急复其原状，是为顺症之肿状。此辨虚实之梗概也。亦有虚肿之肿，硬如石，而易认为实肿者。亦有实肿之肿，其和大类虚肿者。此二症之辨别，次诊察其肿之虚实、皮肤之虚实、舌色之虚实，参以肾间之动，而后可知。吾道中故名此为六诊。六诊之中，对于肾间之候与舌色之候及皮肤之候，皆另有口传。又有一种之肿，其水不达于皮肤之表面，皮肤现皱态者，是为大虚之肿。又有一种，其肿之形状与前症相似，或坚如石，肿在腹腰以下，在腹腰以上不论臂、肩、胸、背，皆呈羸瘦状态，是亦为大虚之肿。二者多属不治。然实肿中亦有肿在腹腰以下，而上部不肿者，但其臂、肩、胸、背唯不肿耳，非羸瘦也。此则大宜注意而辨别者也。

水肿有虚实，然实肿之病，亦起于脾胃之虚，故不可用攻利之剂致损脾胃。用之，不特无益于病，且损人实甚。此层尤为治疗水肿者所宜深戒。余往年未能深考此因，凡遇满肿之症，必用巴豆、甘遂、桃花、牵牛之类，逞肆泻下，在病者甚感苦恼，而全治之效甚稀。即幸而得效，亦往往再起满肿，此时再投泻下之药，其效与前正同，而渐渐异症蜂起，终于无救。此时余满怀积结，欲寻另一手段，以纠从前疗治之误，经一岁余之时间，研究施治水肿之方术，终于束手无策，内心殊不自安，于是更博读古人方籍，始了悟其病因，于是更而取舍其方法，征诸病而推其实效，乃知取用方药至为简约，而与无数之症相应，纵横施治，至今已五年于兹矣，除极虚之症不验外，竟施无不效者焉。总之，水肿在小水不利者，从大便泻下亦无益（原著者按：泻下却能通快小便，但此正所谓欲入南风而开北窗之意），须勉力用对症之药以通其小水为要。

但在实肿之势甚盛，大、小便均闭塞，投以利水之剂，乃涓滴不利，腹胀如鼓，呼吸逼迫，苦闷欲死者，始不得不用甘遂末、野蔷薇实、桃花之类泻下之。然亦不宜多用，在下利后，病势已有转机，即宜对症而转用和平之行气利水剂。此实为无法之法，奇策而非常法也。

凡水肿之脉沉实有力者为实，吉；脉沉微、沉细而无力者为虚，凶。虚浮、浮大，按之无力，有如风散木叶或如木之浮水者，虚象也，慎防其凶。肿状、舌色与其他诸候均为虚候，而脉反弦紧洪大，按之其势强盛如丸粒之象者，此犹之指头弹极薄之竹箴，极虚不治之脉也。

凡水肿之舌，为甚薄之白苔而有润泽者，实肿之轻证也，厚白苔较重，黄苔更重。然虚肿之舌，亦有白苔、黄苔。此宜参考肿状而辨其虚实，倘苔白而呈枯骨状之干燥占多数，大虚之证也。黑苔亦有虚、实二种，此非口授可明，故从略。厚之白苔或黄苔，而舌之四边鲜红如绯帛之镶边者，或舌上无苔而干燥如火者，皆虚候也。又，无苔而色殷然如干燥之火之甚者，或白灰色而甚干燥者，俱为极虚不治之舌。又，白苔、黄苔或无苔而色赤，左右边缘有紫黑色之斑点，系虚候而有结毒之舌也（无论何病，凡舌旁生紫黑之点者，皆系结毒之候）。此外舌候尚多，往往形色相似而症纷易，不易具载。要之，舌候、脉候为诊断诸病

— 53 —

之标准，不独水肿为然。

水肿而大便秘硬者实，吉；下痢者虚，凶。大便不下痢，一日通五六次；或一昼夜发气急五六次，发则每催大便，此二症者，皆大虚之兆也。又，因尿量少而致大小便不分离，大便中多水分而成下利之状者，实肿也。大便秘涩者，虚肿也。宜仔细参考其肿状与六诊，不可混同。

水肿之症而嗜食者实，吉；无食欲者虚，凶。然亦有虚肿而贪食者，此为胃脾皆已虚损，非吉兆也。亦有实肿而心下甚痞塞，不思饮者，此症亦宜参酌肿状与六诊，以审辨其虚实为要。

凡水肿而兼吐血、痰血、下血者，多属不易治之症，然十中亦有一二可救者，此在乎能否细细审辨其患候而已。

凡病水肿之人，宜绝对禁食盐味。在麦饭中和以水煮海带之汁食之最佳，汁内如加萝菔、紫菜亦不恶，或入海带之盐于冬瓜、赤豆中煮而食之亦佳。鸟类、鱼、鳖不可食，膏粱之饭更不可食。总之，食淡泊之品则佳。有饱满之时者，脾气不转也。脾气不转，则水道不通，故宜食淡泊之物而禁盐味以利水道也。此为治疗水肿之一手段。

凡病水肿者，宜禁沐浴。一入浴汤，其肿愈甚。即其水气全消而病愈，亦勿早入浴汤。若早入浴汤，其肿往往有再发者。大凡水气尽后，轻者三十日，重者六十日许，然后可以入浴，不可忽视。

凡病水肿者，最宜谨绝房事。彼无呼吸逼迫等，及无苦恼之病人，在闲暇无事之时，往往行动欲情，而犯同房之事者，正多正多。此层谆谆告诫，千万莫犯，犯则水道不通利也。大约在无水气之后，须谨守半年，否则仍有再发之虞。（东郭翁更揭示各种用方，兹附于后，可以参照）

【有持桂里之说】

水肿之疾，古来名目甚多，但要不外二大类：曰阳水，曰阴水。凡脉浮大数，尿赤，口渴，按其肿处则有窟，松则随手而起者，阳水也。脉沉小迟，便溏尿清，口不渴，按其肿处则有洼，手离犹不起者，阴水也。此外，虽杂症变化繁出，毕竟不出此二道。《千金》云：水有十种。其中不治者五：第一，唇黑者伤肝；第二，缺盆（锁骨上窝也）不平者伤心；第三，脐突出者伤脾；第四，背不平者伤肺；第五，足下平满者伤肾。此五症者，实不治之凶症也。

水肿病者，身有疮痈，其疮处流水者，凶。即其疮处并不自流，而医者或用针刺之使之流水，迨夫水出肿消，然其人亦随之毙矣。

原著者按： 今日之大病院中，此中光景，屡屡见之。《千金方》云："水病忌从腹上出水。水出则一月之内外死矣，故大忌之。且不止限于腹上也，即一身中皆忌之。"

肿之俄然消退者，祸在眉睫间，此不可不留意也。

越婢汤

麻黄附子汤

桃花汤

桃花、大黄。

郁李仁汤

茯苓、杏仁、橘皮、防己、苏子、郁李仁，或加桑白皮、槟榔。

此方专治上体之肿，以心腹胀满或气短为目标。凡药之烈者，治病亦速，如甘遂之烦、桃花之渴，营实之下重是也。郁李仁能瞑眩，然逐水则胜于诸药云。

苏子降气汤

参考"喘息"条备考部。

导水茯苓汤

茯苓、麦门冬、泽泻、白术、桑白皮、紫苏、槟榔、木瓜、腹皮、陈皮、砂仁、木香、灯草。

水气病，遍身洪肿，及喘满者，连服此药，则小便利而病渐可愈。脚气肿亦可用此方。

治水之方中，配合麦门冬者甚少。往年有一男子，通身洪肿，诸药不应，有一奇士以生麦门冬一物为大剂，浓煎与之，则小便快利而病痊愈。奇士云："麦门冬者，逐水之神品也。"

原著者按：予以麦门冬则大便通利，小便快利。麦门冬非逐水之剂，然有润滑组织之效，从证运用，使大、小便均通利，病当然愈矣。

禹水汤

赤小豆、大麦、王蕺①、猪苓、泽泻、茯苓、牵牛子。

实脾饮

苍术、白术、厚朴、枳壳、陈皮、茯苓、砂仁、木香、香附子、猪苓、泽泻、腹皮、生姜、灯草。

陆豆汤

商陆、赤小豆、麦芽、苍术、厚朴、栀子、陈皮、甘草。

用此方者，宜慎饮食，否则无效。浪华有一有名之方剂②，其方仅用赤小豆、大麦、地肤子三味，而用时以禁食为第一，凡汤汁与一切下饭之物，均所禁止，仅食赤小豆与麦。此其理甚大也。

---

① 王蕺：地肤子的别名
② 方剂：原书为"乌药"，据上下文改为"方剂"。

金苓散

苍术、厚朴、陈皮、半夏、藿香、甘草、猪苓、泽泻、桂枝、茯苓、生姜、大枣。

此为草医所传之方，平易简妙。曾试验于一二肿胀之儿，果见奇效。

泽漆汤

泽漆、鲤鱼、赤小豆、生姜、茯苓、人参、甘草。

诸凡肿胀属虚者，用此方有奇效。产后水肿、脚气肿满等，用此方愈者数人矣。方见《千金》。

真武汤

虚寒之肿胀，世医无不用之。

壮原汤

人参、白术、茯苓、破故纸、桂心、附子、干姜、砂仁、陈皮。

痢久下则脾虚，脾不能治水，因成肿胀，多服此方有效。

加味肾气丸

八味丸加车前子、牛膝。

胃气虚衰，不能收摄水气，致腰脚泛肿，此丸可以治之。

麻黄连轺赤小豆汤

诸疮毒内攻，变肿者，用此汤及连翘汤。

连翘汤

连翘、黄芩、麻黄、升麻、川芎、甘草、大黄、枳实。

毒盛者加犀角、反鼻，其功更超绝。凡疮疖上因淋洗涂搽，攻毒归内，而起肿胀者，大抵不外古之二汤。二汤犹无效，至喘满气急者，用建瓴丸、紫丸之类以制之。又，此际已成越婢汤、麻杏甘石汤等证矣。

胜势饮

当归、香附子、川芎、茯苓、苍术、桂枝、沙参、木通、丁香、甘草。

妇人因积冷、结气而肿胀者，用此方极妙。

防己散

防己、桑白皮、茯苓、紫苏、木香、生姜。

妊妇腰脚微肿，为安产之佳兆，不必服药。如小便不利，周身浮肿，可服此方。

原著者按： 妊妇之浮肿，有阳水，有阴水，宜时时从证用方。常用一方者，每难奏效。

琥珀汤

五苓散加琥珀、反鼻。

产后水肿，以琥珀为专药，但反鼻亦有效。凡疮毒内攻之肿，加反鼻于赤小豆汤中或连翘汤中，其应若响，故反鼻实可谓攻毒之奇药。又，产后水肿，于服药之外，食水禽为佳，因水禽有利水之功。此中尤以苍鹭之功为最大。此系友人屡试屡效之经验。

赤小豆汤

防己、桑白皮、茯苓、葶苈子、杏仁、赤小豆。

此方用于诸般之水肿胀满、妇人胎水，为小林翁屡试屡效之方。

另有一方，用百部根、商陆、菟丝子、苍术、接骨木叶、赤小豆者，此系吉益南涯家藏之方，与前方之功堪为难兄难弟。

禹水丸

针砂、禹余粮、蛇含石为主，从证而加诸种之药。桂里翁盛推奖此方，谓："诚治水肿、膨胀之神方也。"

凡治肿胀（水肿之意），以图利尿为上法，攻下者为不得已之下策。然观今时医生之医肿胀者，往往率意用下剂，不愈时则云："自力已竭，欲图下泄，已属不及，此天命也。"逞一时之能，促人于死，犹委之天命，不知其心中能自安否？至于小儿之肿胀，尤不得不慎用。

原著者按：桂里翁时代，盛行所谓东洞流之治术，有滥用下剂之癖，故桂里、东郭二大家君谆谆以此为戒。

《千金方》

久患气急（呼吸促迫）而不愈，则成水肿。其皮中之浮水，攻面目、身体，从腰上肿，用甘草麻黄汤以发汗，可愈。

《千金翼》

麻黄汤（麻黄甘草汤），主治风湿水疾，身体、面目肿胀不仁。

《医宗金鉴》

小青龙汤，对于杂病之肤胀、水肿者，用以发汗利水，有效。

《疗治茶谈》

水肿之症兼咳嗽，腹中之动气甚者，为必死之证。

《类聚方广义》

妊娠每现水肿，因而有流产者，不用逐水之剂，而以葵子茯苓散煎服之。挟喘咳者，合甘草麻黄汤服之。

苓姜术甘汤中加杏仁，名肾著汤，治妊妇之浮肿、小便自利、腰髀冷痛、喘咳者有效。

产后现水肿，而有腰脚冷痛、小便不仁、小便不利之状者，八味丸可愈。

禀性薄弱之妇，妊娠每现水肿，因而有流产者。如用越婢加术附汤、木防己汤等，即有堕胎之虞。此宜用麻黄加术汤，或合葵子茯苓散亦佳。

妊妇浮肿，喘咳息迫，或身体麻痹，或身体疼痛者，麻黄杏仁薏苡甘汤可愈。

建瓴汤

甘遂、黄良二味，成为药丸，有治一身洪肿之效。用此丸时，宜量其形势、气力而有多少。黄良者，大黄之别名也。

第十章　热

热为阳证，但亦有阴证之发热者。大凡阳证及实证者易伴热，阴证及虚证者易伴寒。《皇汉医学要诀》云："所谓热者，不必达体温计之标准始谓之。凡局部之有热感者，亦可谓之热。"同时"热"之云云，即寓今日"炎症"之意。西医别为热型、热势，热型分稽留热、弛张热、间歇热，热势分亚热、轻热、中等热、高热、过热。但此等分类法，与直接治疗法无关。反之，《皇汉医学（上）》，将辨为阳证之热乎？阴证之热乎？虚热乎？更进一步，如已认为阳证之热者，又将从何审辨为太阳病之热乎？少阴病之热乎？抑或阳明病之热乎？《伤寒论》《金匮要略》中关于热证之用方甚多，兹从证归纳而采择如下：

一、发热

桂枝汤

啬啬恶寒，淅淅恶风，翕翕发热，头痛发热，发热出汗，头微痛，恶寒，时时有热。

桂枝麻黄各半汤

发热恶寒，热多寒少。

桂枝二越婢一汤

发热恶寒，多热少寒。

黄芪芍药苦酒汤

发热，汗出，口渴。

桂枝加黄芪汤

发热。

五苓散

发热，头痛发热。

猪苓汤

脉浮发热。

麻黄汤

头痛发热，无汗发热，身疼痛。

麻黄附子细辛汤

少阴病，始得之，反发热，脉沉。

小青龙汤

心下有水气，干呕，发热而咳，咳而微喘，发热不渴。

大青龙汤

发热，恶寒，身疼痛。

小柴胡汤

呕而发热者。伤寒瘥后，更发热者。

柴胡桂枝汤

发热，微恶寒，肢节烦疼。

厚朴七物汤

病腹满，发热十日，脉浮数。

大黄附子汤

胁下偏痛，发热，其脉紧弦，此寒证也，下温药治之。

调胃承气汤

太阳病三日，汗发不解，蒸蒸发热者，属胃也。

大黄牡丹皮汤

时时发热，自汗出，复恶寒。

四逆汤

吐利，出汗，发热，恶寒，四肢拘急，手足厥冷者。

真武汤

太阳病，发汗，汗出不解，但仍发热。

栀子柏皮汤

身黄、发热者。

麻黄杏仁薏苡甘草汤

发热，日晡更剧。

硝石矾石散

黄家，日晡所发热恶寒。

大承气汤

发热、多汗。

二、往来寒热

小柴胡汤

往来寒热，胸胁苦满。

柴胡桂枝甘姜汤

往来寒热，心烦者。

大柴胡汤

往来寒热。

三、潮热

柴胡加芒硝汤

潮热。

大承气汤

短气，腹满而喘，潮热，日晡所发潮热，不恶寒，谵语，潮热，不能食者。

小承气汤

谵语，发潮热，脉滑者。

大陷胸汤

日晡稍稍潮热。

四、烦热

小建中汤

手足烦热。

八味丸

饮食如故，烦热不得卧。

小柴胡汤

四肢苦烦热。

栀子豉汤

发热，胸中窒者。

温经汤

手掌烦热。

五、瘀热

茵陈蒿汤

渴欲饮水者，此瘀热在里也。

麻黄连轺赤小豆汤

瘀热在里，身必发黄。

六、热入血室

小柴胡汤

热入血室，其血必结，故发作时如疟状。

七、身热

小柴胡汤

伤寒四五日，身热恶寒。

栀子豉汤

伤寒五六日，大下之后，身热不去，心中结痛者。

栀子干姜汤

伤寒，医用大下之丸药，身热不去，微烦者。

八、热

白虎加人参汤

热结在内，表里共热。

白虎加桂枝汤

身不寒，但热。

调胃承气汤

不恶寒，但热。

四逆汤

出大汗后，热不去者。

通脉四逆汤

里寒外热。

栀子豉汤

热在外者。

九、微热

五苓散

微热消渴。

小柴胡汤

身微热。

大承气汤

时微热。

四逆汤

治身微热，见厥者。

苇茎汤

咳，微热。

此外，尚有"越婢汤及麻黄杏仁甘草石膏汤以治大热"之语。大热者，体表之热之意，非热大之说也。

通览上列，表实证之热用麻黄汤，表虚证之热用桂枝汤，阳明病之热用调胃承气汤、大承气汤，治少阳病之热用小柴胡汤，均发热之证也，而用热认定为阳热。更观阴虚证之发热，用四逆汤或真武汤，其发热也，咸恶寒发热，如太阳病之热状，极不能一般的定方。余于临床时，曾屡见阳明病或少阴病者，亦恶寒发热，或往来寒热，或潮热。此种病症，欲拟对症之方，不得不先明脉状也。

《伤寒杂病辨证》曰："盖发热一证，颇多类似。脉浮而紧，发热恶寒者，伤寒之候也。脉浮而数，发热恶寒，或有痛处者，现痈疖之兆也。脉浮，而按之反强涩，发热恶寒，或膈内实而呕吐者，伤食也。脉浮而滑，或头眩、呕吐者，风痰也。脉浮而弦，发热恶寒，或思饮食者，化为疟疾之征也。能辨此脉，又能辨其证者，方可无误。"

往来寒热者，寒与热相往来也，寒去热现，热往则寒来。虽如发热恶寒，但热与恶寒不同时。此往来寒热者，示邪在少阳部位也。柴胡剂可治之，故小柴胡汤为少阳病正面之治方。

《伤寒杂病辨证》曰："小柴胡汤用于往来寒热，柴胡桂枝干姜汤用于但头汗出之往来寒热，奔豚汤用于往来寒热，是皆专治邪在少阳者也。一主胸胁满微结，一主胸腹之痛，但俱无下之之法。大柴胡汤用于往来寒热，热结在里者也。往来寒热属少阳，为柴胡之正证。若表证则多加桂枝，里证则多加大黄，是其大法也。"

潮热者，如海水之潮，来时身体、手足、胸腹中无不充满其热，故曰潮热。此为邪气炽盛于阳明部位之征，应用大黄、芒硝之配剂。

《伤寒杂病辨证》曰："潮热者，邪气入胃而现之证也。若脉浮而紧，潮热，下痢；或小便难出，大便溏者，邪气入胃而犹未入之兼少阳证者也，先当和解其外。若小便利而大便鞭者，攻之。但痨疾（肺结核）而潮热者，必属虚证。"

烦热者，用小建中汤、八味丸、小柴胡汤、栀子豉汤、温经汤。以上五方，前已分列主治病症，则烦热与潮热之相异自明，即潮热者概为阳实证，烦热者悉为虚证，有手足烦热者，有四肢苦烦热者，有手掌烦热者。手足烦热者多为阳虚（有时阴虚亦有此苦）。

《伤寒杂病辨证》曰："烦热者，热之苦烦者也。其症在心胸之间，如蒸如燉，热气怫郁，烦扰不能安静也。有手烦热，有足心烦热。盖烦扰者，无奈何之意也。又有仅仅足下热或足心热者，此皆系胃中蓄血所致，与手足烦热相似，但不可混同。"

　　烦热而胸中窒塞者用栀子豉汤，烦热而心乱者用三黄汤（指《金匮·中风历节病》编之《千金》三黄汤），烦热不得卧者用八味丸，是皆在心胸之间，其因有三：因下、汗后虚邪凑于心胸；因风气侵心；因气上而不能下通。故治法亦有阴阳之别。手足烦热者用小建中汤，四肢苦烦热者用小柴胡汤，手掌烦热者用温经汤，属四肢血热之所致也。

　　瘀热者用茵陈汤、麻黄连轺赤小豆汤。此二方治黄疸均有效，盖黄疸者，瘀热在里而发者也。瘀热郁于里，故发瘀秽之热也。热入血室者，所谓血热也，热与血之结也。

　　身热者，用小柴胡汤、栀子豉汤、栀子干姜汤。潮热可下之而去也，身热则虽下而不能除，故虽大下之后，身热不去，因身热系里热，非表热也，故不当与以泻下之剂。

　　《伤寒杂病辨证》曰："身热者，大（大者，大表之大，非大小之大）热也。《太阳上篇》云：'身大热者，其病属阳明。'与微热相反。微热者，热潜在里也；身热者，热显于表也。"中西深斋[1]云："身热者，

---

　　[1]　中西深斋：中西深斋是日本江户后期汉方医学古方派的代表医家，是吉益东洞的学生，代表作有《伤寒论辨正》和《伤寒名数解》。

胸腹常热，在肌肤，其人身重而微烦云。"

身热者，邪气传于里而未实也，表里俱热，但纯里热甚轻耳。此外，尚有表热、外热之名，亦属身热，均不用下法。

热之含义甚广，不能一例而论，宜考其前后，而后能判其为何种之热。白虎汤证之热，热结在里，表里均热之身热也；白虎桂枝汤证之热，身不寒而但热之身热也；栀子豉汤证，热于外之身热也；四逆汤之身热，出大汗而热不去，阴证之发热也；通脉四逆汤证，亦阴证之热也。

微热者，有五苓散、小柴胡汤、大承气汤、四逆汤、莛茎汤诸方。柴胡桂枝汤用于寒多微热。微热者，无热之谓。有阴有阳，有虚有实，参考其他之症候，始能知其如何之种类焉。

《伤寒杂病辨证》曰："微热亦属里热。微，即幽微之微，隐邃而不大显之意。热微，如无之谓也。"

第十一章　不眠　谵语　狂痫

一、不眠

不眠，有努力不眠，无心眠及不能眠（因疼痛、瘙痒等），眠之不能久者。多为狂者之症状，当于此条论之。因疼痛、瘙痒等而不能眠者，亦有种种。《伤寒论》《金匮要略》中言及不眠方有五：

栀子豉汤

发汗、吐、下之后，虚烦不得眠，剧者必反复颠倒，心中懊恼。

酸枣仁汤

虚劳，虚烦不得眠。

干姜附子汤

下后，复发汗，昼间烦躁不得眠，夜间安静，不呕，不渴，无表证，脉沉微，身无大热者。

猪苓汤

少阴病，下痢六七日，咳而呕、渴，心烦不得眠者。

皂荚丸

咳而上气，时时唾浊，坐不得眠。

上列五方中，末二方因咳而呕、渴，或咳逆上气，而不得眠，在本章之范围外。通观其他三方，为"发汗、吐、下之后"云云，"虚劳"云云，"下之后，虚烦"云云，对于最初或汗、吐、下者，排除病毒不留体内，反复叮咛。要之，从证驱逐病邪，实为当务之急也。

二、谵语

《伤寒论》云："实时为谵语，虚时为郑声。"郑声者，反复重言，其声无力而低，精气虚也。《活人书》云："病人有谵语，有郑声。"郑声由于虚，宜用温药，白通汤治之；谵语者为实，调胃承气汤主之。此不过一例耳。兹举《伤寒论》《金匮要略》中言及治谵语者共六方如下：

柴胡桂枝汤

发汗多，亡阳，谵语者，与柴胡桂枝汤以和其荣卫，通其精液后自愈。

柴胡加龙骨牡蛎汤

伤寒八九日，胸满烦惊，小便不利，谵语，周身觉重，不能转侧者。

白虎汤

三阳合病，腹满身重，难于转侧，口不仁，面垢，谵语，遗尿，发汗则谵语，下则额上生汗，手足逆冷，或自汗者。

小承气汤

阳明病，其人多汗，以津液外出，故胃中燥，大便必鞕，鞕则谵语，此以小承气汤为主。

大承气汤

阳明病，谵语，有潮热，不能纳食，而胃中必燥屎五六枚，或有纳食而燥屎硬者。

调胃承气汤

或胃气不合，谵语者，调胃承气汤与之。

通观以上，柴胡桂枝汤与白虎汤亦可以治谵语，则谵语一症即非实证矣。此点，先医论点亦稍有矛盾矣。

三、狂痫

狂痫，大概起于气与血之变。《伤寒论》《金匮要略》中有治方二：

桃核承气汤

太阳病不解，热结膀胱，其人如狂，血自下则愈。

抵当汤

太阳病六七日，表证仍在，脉微而沉，反之不结胸而其人发狂，以热在下焦，故少腹当鞕满，小病自利，血下乃自愈。太阳病，身黄，脉沉结，少腹鞕，小便不利者，非血证也；小便自利，其人如狂者，血证也。

除上二方之外，又有防己地黄汤，亦系驱瘀血之剂，大有注意之价值。此外，可参用"谵语"条下所揭之方剂，及治心气不定之泻心汤等。因谵语亦属狂之一症，而心气不定亦现狂人之症候也。

桃核承气汤、抵当汤均为驱瘀血之剂，前者用于轻证，后者用于重证，似狂者用前者，发狂者用后者。余尝诊一二十九岁之妇人，产后八个月（此期间无月经）而发狂，入精神院而不效；之后亦经过不少医师，终于无效。余先以抵当汤与之，不效；转而用桃核承气汤（腹证上无桃核承气汤之证存在），即见轻快。从此一例，可知发狂者用抵当汤，似狂者用桃核承气汤之区别矣。至于患者"大便鞕，小便自利"云云，可不拘泥于文字云。

备考

【本间枣轩之说】

狂为痫之变证，即脑病也，故多难治者。此有缓、急二证，急发之证，及似甚重者，大抵可治；其缓证而似轻者，能治者甚稀，治后一旦复发者。狂者初虽不死，但稀有不死者。熟察其脉证，即可判断其生死。

急发者，名阳狂。其初因思虑过度，日夜不眠，遂致精神错乱。此证行走漫无定则，有时踰墙越窗，有时登屋，身体轻便自在，若走狱飞鸟；力倍于平常二三倍，往往二三人不能制止；见人时，不论亲疏，往往肆意漫骂，强制之，则或唾人面，或咬其衣，状类疯犬；有时或歌或笑，或哭或泣，或现恐人捕捉、撤手防御之态，或发被人杀害之疑；有时亦有安静者，但不能保持较长时间；饮食倍于平常，往往放饭流啜；对于药品，每认为有毒，不敢尝试，强与之，则以后虽遇无毒之饮食，亦噤口不敢尝食矣；眼生棱角之光，舌上作白苔或黑苔，干燥而烦渴，虚里之悸动高，脉弦数，大便秘结，小便远者二三日不出。起初小便不秘，下腹亦不急胀。凡悸动高之气上冲之病人，其小便稍远，因其一身中之水分，尽被气化而表散，不到膀胱故也。"柴胡桂枝干姜汤""柴胡加龙骨牡蛎汤"条云："不肿之证，小便不利者，用龙骨、牡蛎、铅丹等镇坠之剂。"此亦因上冲而小便不利也。凡阳狂之证，治宜先与吐剂。（中略）服药用柴胡加龙骨牡蛎汤、三黄加辰砂汤、大柴胡汤、黄连解毒汤等，渴者用参连白虎汤。（中略）

缓发者，即阴狂。其证好闲居独处，不愿近父母、妻子，终日默默若有所思；心气不定，言语错乱，有时闻轻微之音即惊而或跃或走；又处处有虑人诽谤自己之疑，自身做羞愧无可处置之状，诘之则恨不能刺咽截腹；有时恐人来捕捉，有时惧被人杀害。此名阴证。（中略）

阴狂，禁吐、下二法及灌水等之攻击。思虑反复不止者，用半夏泻心汤加茯苓，有神验。惊怕甚者，兼用柴胡加龙骨牡蛎汤与宁心膏。夜间眼气清朗，不能稍睡者，用酸枣仁汤、温胆汤、竹茹温胆汤、加减

温胆汤。（中略）

女子恋爱男子，不能达意，至于发狂者，名为华疯，亦名花癫（"华"与"花"通）。其证亦有阴阳，可用前之治法。又，妊娠中或产后发狂者，其治法亦可用前方。血热不解者，用加味逍遥散。恶露不尽而发狂者，可用桃核承气汤、甲子汤加大黄。或哭或笑，或歌或悲者，用甘麦大枣汤。（下略）

按：温胆汤者，半夏、枳实、甘草、竹茹、生姜、橘皮、茯苓也。竹茹温胆汤者，柴胡、橘皮、半夏、竹茹、茯苓、香附子、枳实、黄连、人参、桔梗、麦门冬、甘草、生姜也。加减温胆汤者，竹茹、枳实、橘皮、半夏、茯苓、酸枣仁、黄连、远志、菖蒲、丹砂、甘草、生姜也。逍遥散者，柴胡、芍药、茯苓、当归、薄荷、白术、甘草、生姜也。

【有持桂里之说】

按：桂里翁之论，痫中有痴、狂、惊悸、不寝、健忘、奔豚，故其所谓痫，非今日狭义解释之痫。

痫之症状，千端万倪，不能一一列举，其大者有六。其中奔豚一病，古来虽自别为一病，要之亦痫之一症。此非余之管见，先达之士，已辨之审也。

参连汤

俄然直视，烦闷者，先投此汤，或加吴茱萸，或加熊胆汁。

泻心汤

癫、狂、痫，凡热实者，总用此方。吴山甫云："治心火、胸膈实热而面赤狂躁者。"

黄连解毒汤

无可笑处，频频为可笑之状者，痫也，此心火也。用此方扑其焰，其病自止。

大黄一物汤江州民间所卖之治狂药，即是此药。此药非多饮不效，故宜多煎以代茶饮。余尝得自江州乡之泽村氏，其后涉猎医籍，不见是说，最后在邵氏《明医指掌订补》中得见一语云"大抵狂病宜于大吐、下，而吐、下之效，莫如大黄一物汤"，云云。又，虞花溪亦有"癫者吐，狂者下"之语。因恍然于二证疗治之梗概，且悟到癫亦可下，狂亦可吐之理，是在因时制宜而已。

柴胡龙骨牡蛎汤

此方以胸满烦惊为主症，其余皆为客症。

鹊石散

治伤寒发狂，或弃衣奔走，或踰墙越屋之病。用黄连、寒水石各等分，细末，浓煎，冷却后以甘草汤饮服之，每次二钱。

麦门冬

痫疾，其人不实，难于用泻心汤、鹊石散者，此有止逆下气之效。

风引汤

大黄、干姜、龙骨、桂枝、甘草、牡蛎、寒水石、滑石、赤石脂、紫石英、石膏各六两。

热瘫痫，奇疾也，然亦有奇药可以疗之。所谓"詹公之钓""千载之鲤"，不能避也。

余尝治一洛西人，年弱冠，久患此症，头面欹斜①，手足挛缩，其状恰如异形奇态之傀儡。群医用尽其技，莫之能愈，为期经过二三年，最后求治于余。余以此汤与之，一服即治其半，四五旬后，诸症尽去，复态如常。人咸惊叹不置。小儿之惊痫、瘈疭，惊痫者，抽搐症也。瘈疭者，手足牵引，为或伸或缩之颤振也。以上为脑膜炎之病状。每日发作数十次者，或亦能用此方救治之。

瓜蒂散

桃核承气汤

抵当汤

鹧鸪菜汤

治蛔虫之剂。

---

① 欹斜：歪斜不正。汉·陆贾《新语·怀虑》："管仲相桓公，诎节事君，专心一意，身无境外之交，心无欹斜之虑，正其国如制天下。"

酸枣仁汤　酸枣汤

酸枣仁、桂枝、生姜、石膏、茯苓、知母、甘草、人参。（见《千金方》）

甘草泻心汤

竹茹温胆汤

柴胡、香附、人参、黄连、甘草、桔梗、陈皮、半夏、竹茹、茯苓、枳实、大枣、生姜。治伤寒日数过多，其热不退，梦寐不宁，心惊恍惚，烦躁，多痰，不眠者。

高枕无忧散

陈皮、半夏、茯苓、枳实、竹茹、麦门冬、龙眼、石膏。治心胆虚怯，昼夜不睡。

桂枝去芍药加蜀漆龙骨牡蛎救逆汤

不寐之人，彻夜一目不眠，如及五六夜，必发狂。如恐其发，亟以此方服之。

甘麦大枣汤

茯苓大枣汤

心下悸者，大率属痫与饮，此方中加龙骨、牡蛎，绝妙。此方又可治不寐之症。又，凡用酸枣仁汤或归脾汤不愈者，用此方屡奏奇效。此系余之经验。

茯苓桂枝甘草大枣汤

苓桂术甘汤

真武汤

归脾汤

人参、茯苓、龙眼肉、黄芪、酸枣仁、白术、木香、炙甘草、生姜、大枣。人生经多年之苦志辛劳，而致健忘者，此方大有效验。

牡蛎奔豚汤

牡蛎、桂枝、李根白皮、甘草。可疗奔豚气，从小腹起直撞于胸，手足逆冷者。

奔豚汤

桂枝、生姜、人参、半夏、甘草、吴茱萸。

蝮蛇起废丸

因虫咬或触毒而起癫痫者，若其人未满三十岁者，用此方得效。

【尾台榕堂之说】

发狂之阳证者，湿布水有奇效。无湿布之处，可用四斗之桶吊于高棚之上，桶中盛满以水，将桶慢慢倾侧，使水从桶嘴漏下，人下水，水由头顶灌至两肩、胸膈，可愈。心胸闭塞之症，以瓜蒂散吐之，有奇效。煎药可用甘连大黄加石膏汤、石膏黄连甘草汤、白虎加黄连汤、泻心加辰砂汤、大柴胡加针砂汤、大承气汤、柴胡加龙骨牡蛎汤等。急病者，其治亦速；缓症者，则反废工夫；其经有年有月之滞患者，多不治。妇女因经闭而起者，可用桃核承气汤、抵当汤。

《类聚方广义》

桂枝加龙骨牡蛎汤、桂枝去芍药加蜀漆龙骨牡蛎汤、桂枝甘草龙骨牡蛎汤三方，所谓治痫家之药，凡上冲、眩运①、耳鸣、胸腹动悸、梦寐惊起、精神恍惚等之症，或无故悲愁者，亦可从证择用。

《兰轩医谈》

产后不眠，百治不效，问之病人，觉胸中煞刺而空虚，以致不眠者，名曰痰饮，系蛔虫之所为。可与黄连阿胶汤，每药一碗，用鸡子半个，三碗即得安眠。此方用在下血多而不眠者亦有效，但未试过。

第十二章　　胸痛　　腹痛

一、胸痛

《伤寒论》《金匮要略》中言及胸痛、胸痹、胁痛、心痛、心下痛、心中痛之方有二十二，列举之如下：

---

① 眩运：即眩晕。

小柴胡汤

胁痛，胁下满痛。

十枣汤

胁下引痛，胸中痛。

当归生姜羊肉汤

胁痛。

大承气汤

心下必痛。

大陷胸汤

心下痛，按之如石鞭。

小陷胸汤

在正心下，按之则痛。

栝楼薤白半夏汤

心痛彻背者，胸痹。

甘草粉蜜汤

心痛发作时。

大建中汤

心胸中大寒痛。

桂枝生姜枳实汤

心悬痛。

走马汤

心痛。

赤石脂丸

心痛彻背，背痛彻心。

九痛丸

治九种心痛。

大黄附子汤

胁下偏痛。

调胃承气汤

胸中痛。

栝楼薤白白酒汤

胸背痛，胸痹。

大柴胡汤

心中结痛。

橘皮枳实生姜汤

从胁下逆抢至心。

人参汤

胸痹。

茯苓杏仁甘草汤

胸痹。

枳实薤白桂枝汤

胸痹。

薏苡附子散

胸痹。

以上诸方剂，与次举"腹痛"条下诸方剂比较之，两方共通者有二三。此外，又有柴胡桂枝汤之治心腹卒中痛、备急丸之治心腹胀满、卒痛如锥刺等。又，心与胸之部位，完全同欤，抑不同欤？若谓同，则何以又有"心胸中大寒痛"云云？予抱此疑问，数年来迄不得解释。或系心之病位深，胸之病位浅；即或胸近于表，心近于里欤？然经种种考虑，亦迄未能释然也；此则只好姑置之耳。通观上方，如大黄、芒硝之配为冷性下剂，巴豆之配为温性下剂，芫花、甘遂、大戟之组合为利水效药，附子、干姜、蜀椒、吴茱萸之药为热药，甘草、蜂蜜饴之以治急迫等，在文字上对于心痛亦各有不同之目标，在实际临床时，亦应审辨其痛究为阳性，抑为阴性；为实证，抑系虚证。痛之放散，自胸至腹乎，抑自腹至胸乎，抑或常限于一局部乎？不拘泥于部位，实招误治之基也。

二、腹痛

乌头桂枝汤

腹中痛。

小建中汤

腹中痛。

小柴胡汤

同上。

黄连汤

同上。

芎归胶艾汤

同上。

当归生姜羊肉汤

寒疝，腹中疠痛，腹中痛。

当归芍药散

腹中疠痛，腹中痛。

当归建中汤

腹中刺痛。

乌头汤

腹中绞痛，寒疝。

土瓜根散

少腹满痛。

大承气汤

腹中急痛。

大黄牡丹皮汤

少腹肿痞，按之即痛。

枳实芍药散

腹痛。

下瘀血汤

同上。

通脉四逆汤

同上。

真武汤

同上。

桃花汤

同上。

大乌头煎

腹中绕脐痛。

附子粳米汤

雷鸣切痛。

大建中汤

出见于皮，头足上下不能触近之痛。

乌头煎

寒疝。

奔豚汤

上冲于胸之腹痛。

红蓝花酒

腹中血气刺痛。

腹痛与腹中痛异，此与咽痛、咽中痛之异点相同。但吾人于临床之际，对此区别之点，每每发生矛盾云。

疝痛用当归生姜羊肉汤、乌头汤、乌头煎，疠痛用当归生姜羊肉散、当归芍药散。盖疝痛之痛，其痛之局部如山之膨出。寒疝起于水毒（或水毒与瓦斯相混）而常移动，肠疝则瓦斯排出即消散如释。故寒疝遇温则轻快，遭寒则憎恶，是以配以热药、温药之方剂也。疠痛则在寒处无理押进时所起之痛也，起时往往伴以寒疝，不过可区别者，为狭处似有何物欲为无理之通过之感而已。

《伤寒论》《金匮要略》中只言寒疝，而不言及治热疝。不过，在胆囊炎或胆囊结石之际所见之痛，即热疝也，屡屡伴以疠痛，故配用冷药及寒药之方剂。（参照"胆囊炎""胆囊结石症"条）

后世之疝，与今日西医之神经痛、洛伊麻基斯[1]相等。

---

① 洛伊麻基斯：音译。即风湿病。

备考

【有持桂里心痛之说】

心痛、胸痹、结胸，其脉、其症虽有异同，然皆心胸之病也。胁痛亦不外是，故此包括为一门。寻胸胁痛之源，有从痰饮而来者，有自痃癖起者，有起因于蛔虫者。又，有真心痛者，此系另一种之剧症。《灵枢·厥病》云："真心痛，手足清至节，心痛甚，旦发夕死，夕发旦死。"此症虽亦有绵延二三日者，但危急之症，其痛异常，往往辗转床第。痛之地位，大抵在膻中，间亦引扩之左右。凡脉之结代者，极恶之候也。（大塚曰："真心痛等于今日之狭心症。"）

胸痹之病，轻者仅胸中气塞而不痛。《金鉴》云："胸中急痛者，胸痹之重者也。"又曰："胸痹之病轻者，即今之胸满，重者即今之胸痛。"此非奇异之病，能自在运用药方，不多劳作，病自可愈。

结胸者，其痛在心下而至少腹也，主在心胸，故不结胸。

桂枝生姜枳实汤

心中痞，诸逆，心悬痛。

心中痞，即胸痹也。诸家学说，或云水逆、火逆，或云上逆、吐逆、呕逆。上逆以桂枝治之，吐逆、呕逆以生姜治之。又有以"逆"注释为痰饮客气者，余未认为的确。盖"逆"之云云，义即上犯，譬诸悬物，必从上悬，其向上者，方可称逆。故凡逆于心胁者，不论何病，总称逆也。苓桂术甘汤治心下逆满者也，枳实薤白桂枝汤治胁下逆抢心者也。唯此方不必定拘于痛，心胸痞塞，即可用之。凡心胸痞塞者，与以此方，得忽觉宽松焉。

小陷胸汤

《千金》陷胸汤

栝楼实、大黄、黄连、甘草。

此在大、小陷胸汤间之症，用之极效。主治胸中、心下结积。又，饮食不消而痛者，亦有效。

大陷胸汤

甘草甘姜汤

疝瘕、水饮之证，心胸痛，服苦味之药不解，用此甘味之药，有意外之效。

枳实薤白桂枝汤

此方治心中痞，气结胸满，自胁下冲至心者。

茯苓杏仁甘草汤

治胸痞之轻证。

小柴胡汤

薏苡附子散

九痛丸

九痛之用，详于《千金》。《金匮》程注云："九痛，分为九种之痛也，不外积聚、饮痰、血结、虫注、寒冷。"此说于疗治尤为的切。其方在《外台》中引《千金》之附子丸。附子者，能够治胸痹、心痛者也。

【有持桂里腹痛之说】

腹痛，病症也，非病名也，系兼诸病之症候，不能别设门类。然先哲之方书中，咸为特立篇目，余亦只好辇而效之也。

小建中汤

腹中急病者，小建中汤主治之。凡小建中汤之腹候，治之甚易，但稀有无柴胡者。

小柴胡汤

凡腹痛于左胁者，柴胡主治之。但宜参酌用大柴胡汤心下满痛、四逆散腹中痛、柴胡桂枝汤心中卒痛之类。

大塚曰：柴胡治左胁之痛，对于右胁则不效。此系桂里翁之说，自此以后，成奉为定理矣。然余对右胁之痛，屡屡用柴胡剂治之也。

桂枝加芍药汤

桂枝加芍药大黄汤

此系桂枝加芍药证内实之治方。疾病初起，腹痛甚者，用此方随手可愈。又，疝瘕之腹痛，或外邪兼宿食之痛，或发疮疹之腹痛者，用此方皆有效。

黄连汤

此方用于心下、中脘间之痛，有呕气者为良。

大建中汤

大建中汤之痛，从腹至胸者。

附子粳米汤

腹中寒气者，病因也；雷鸣于下者，病症也。今观此病，多因水饮与寒疝，可名为腹中寒气云。

甘草粉蜜汤

此本为治虫痛之方，其因饮水而腹痛者，活用之，亦甚有效。此药用后，即手足、身体发肿，胃气快复者，佳兆也。其所现之浮肿，不宜遽用利水之剂，经日自能消散。倘经日不消，始可用肾气丸。大凡一经发肿而愈者，以后永不再发矣，此真百试百效之神力也。

大承气汤

备急丸

第十三章　腹满

腹满亦有阴阳虚实，阳实之腹满，不似阴虚腹满之隐见出没，且按之紧张而有抵抗者也；阴虚之腹满，则忽而膨隆，忽而轻减，按之抵抗弱而无底力者也。阳实之脉，紧迟或沉实而有力；阴虚之脉，则现迟而微弱，或浮而微弱等。

阳实之病，当下之则腹满减，阴虚则虽下而不减，或更增大，恰如阳实证之腹痛下则轻减，阴虚之腹痛下则增剧，同出一轨。《伤寒》《金匮》之方中，言及腹痛者有下列二十五方：

调胃承气汤

吐后腹胀满。

大承气汤

腹满，腹满痛，腹中满痛，腹胀，不大便。

小承气汤

腹大满。

桃核承气汤

少腹肿痞。

大黄甘遂汤

少腹满。

抵当汤

少腹鞭满。

厚朴七物汤

腹痛。

桂枝去芍药大黄汤

腹满，大实痛者。

大黄硝石汤

腹满。

茵陈蒿汤

腹微满。

走马汤

腹胀，不大便。

己椒苈黄丸

腹满。

大黄䗪虫丸

腹满。

硝石矾石散

腹胀如水状，少腹满。

三物备急丸

心腹胀满。

桂枝加芍药汤

腹满时痛者。

四逆汤

下痢，腹胀满。

小青龙汤

少腹满。

土瓜根汤

少腹满痛。

白虎汤

腹满。

栀子厚朴汤

腹微满。

小半夏汤

腹满而喘。

厚朴生姜半夏甘草人参汤

腹胀满。

枳实芍药散

腹痛，烦满。

温经汤

腹满。

以上二十五方之中，有芍药者五方，有厚朴者二方。

通例下痢则腹满减，然"四逆汤"条下有"下痢，腹胀"之语，此想系阴虚之腹满也。友人某氏，其叔父就余诊疗，谓下痢与腹满、腹痛，已有数月。

经西医诊治，渐次恶化。初诊之日，咽干，舌强燥（口不渴），脉微弱而迟；腹满尤在脐下为甚，时时疝痛，瓦斯之排泄多，大便如泥状，量微，一日数十回，而不间断；无食欲、食味之变化，食后腹满增加，呼吸迫促；尿一日从三百瓱①至五百瓱，尿道微痛。余始与以大建中汤，服药一二日，疝痛、咽干、舌燥、腹满不减，而尿不利者一日。继与猪苓汤，仅一帖而尿量减，而为闭尿状态，腹满更强，时诉苦闷，有至急宜处置之必要。急以电话通来，余亦自诧为粗忽，即用大建中汤、四逆汤、半夏厚朴汤合方与之，即见尿量增加，腹满减，大便呈黄色之整形，次数减。其后全身浮肿，心下部尤甚，转与桂姜枣草黄辛附汤，即痊愈。此患原来为纯然之阴虚证，故投以热药、温药为主治。而尿量少，再投以冷药，则更不治也。

备考

【有持桂里鼓胀之说】

孙思邈云："蛊胀者，腹满而不呈肿胀者也；水胀者，四肢、面目俱肿胀也。"医者不察诊候，用治水之药以治蛊，或治蛊之药以治水，或治水之药以治腹满，是真仲景所谓"愚医杀人"也。明·孙一奎曰："脐腹、四肢悉肿者，水也；只腹胀，而四肢不肿者，蛊

---

① 瓱：公制容量单位"厘升"的旧译。1 瓱 = 10 毫升。

也。"蛊即鼓胀，古人"蛊""鼓"通。后世方书称气虚中满者，即鼓胀也，因其外坚内空故也。

《千金》"腹满"门云："病者腹满，按之不痛者，虚也；按之痛者，实也。凡腹满，凸满者吉，平满者凶。肿毒之漫肿者，其病重。鼓胀之满，臂细，脐凸，手心、足心及背平满，青筋绕腹等，种种恶症齐现者，不治。"

厚朴七物汤

主治详于《金匮》，但不必待此症悉备。《千金》七物汤方下云："治腹满气胀。但以脉浮散者，为用此方之真面目。"按：先哲鼓胀之脉说，浮大者可治，虚小者危急，此其大法也。又，脉似虚小而实沉小者，此往往为下药之症。《金匮》"水病篇"云："腹大，小便不利，其脉沉绝者，可下。"按：凡病脉之见绝者，绝无攻下之理由。此沉绝之绝，实系沉伏之解云。

厚朴生姜半夏甘草人参汤

厚朴三物汤

大承气汤

大黄甘遂汤

少腹满者，瘀血也；小便微难，亦与水有关系。故水与结而入血室，则周身肿胀，小腹尤满。用桂枝茯苓丸或琥珀汤而力不及者，可用此方。

鳖甲汤

抵当汤方中之水蛭、虻虫代以虎杖，加鳖甲。不论男女，凡瘀血胀满者均用之。

瘀血胀满，此方甚佳。凡百疾患，腹中有形块，按之不移动；口不恶食，小便自利，大便黑，面黄，手掌有赤纹者；肌肤甲错等，皆瘀之候也。轻证不尽现，医者应细细诊视之。

加味肾气丸

八味丸加车前子、牛膝。治脾肾虚，腰痛腿肿，小便不利，或肚腹胀痛，四肢浮肿，或喘急痰盛，已现蛊证者。

腰痛脚肿、小便不利者，肾气丸之本症，人所熟知也。喘急痰盛，已现蛊证，则用此者甚稀。

后篇　病证各论

第一章　风邪

风邪，古名中风，意即中于风之病也。感冒、伤风、冒风等，皆其异名也。

【定义】

寒冷侵入，为诸种病状之动机，其一般所知者，为呼吸系统之疾患。今日医学之范围，其发病之原因，甚属不明。普通之见解，则为寒冷侵入时，人身之防御力弱，身体之某部因抵抗力低下，于是某种之感染趁机而来，则疾病起矣。因抵抗力减而受寒冷之损伤者曰感冒，因感染而起疾病者曰感冒病，而实际上感冒与感冒病则多混同焉。

【原因】

考感冒之成立，由于次之三要素，即：周围之气温低下；传染；身体感受性。

（一）气温低下：吾人之身体，一方由筋肉、腺等作体温，他方则装置皮肤之血管，由扩张发汗等以发散体温。体温常保持一定之度。倘寒冷侵入时，体表之血管先起收缩，而体内之体温活泼、皮肤之血管扩张，致起充血。倘此反应之力不充分，则感冒起也。

气温之低下，全起于急激时（例如灌冷水等之时），或起于渐来之时（例如从秋至冬之移行），罹感冒者甚少。外界之温度为急性之下降时（例如天气之激变，因发汗后裸体而受冷风之时，清晨、薄暮接触冷风之时），最易起感冒。要之，在比较短时间内，不知不识之中，体温下降之时，四季约有罹感冒之危也。

（二）传染：寒邪动时，因身体之防御力不充分，身体某组织之抵抗力衰弱，种种微菌遂趁机侵入，居住于健康之体内，后趁机活动，而起流行性之感冒病矣。

起感冒病之菌，时时，处处，种种，不能枚举。重球菌、连锁状菌、葡萄状菌①以及其他之菌，究为单独之原因物，抑为多数之原因物，则尚不明了也。

（三）感受性：人体所受之寒冷虽同，而感受性则因个体或身体之状态如何而异。即同一感冒病也，而痰病之局所亦有异焉。甲起于呼吸器之黏膜，乙起于消化器之黏膜之加答儿，丙起洛伊麻基斯性疾患，丁起神经系统之疾患。甚或同起于一家族也，而甲为加答儿性，乙为洛伊麻基斯性，丙为神经系病性。亦有

---

①　重球菌、连锁状菌、葡萄状菌：即双球菌、链球菌、葡萄球菌。

同时种种疾病混合侵来者，又凡易起肾脏炎与心脏炎之个体，此等感冒病亦起焉。

后天性之感受性，亦有注目之价值。凡身体衰弱、疲劳、过劳，睡眠之间易罹感冒。又，凡屡屡感冒之人、结核病之人、罹微毒之人，亦易犯感冒。至于尘埃、煤烟、有毒物质等物，或化学的刺激，亦为感冒之辅助原因。

【症候】

风邪之症状，普通始于喷嚏、恶寒，其次发热、头痛、鼻塞，或伴以咽喉痛、咳嗽。小儿屡现消化器方面之病，大多呕吐、下痢，或全身之筋肉与关节疼痛。大概多为轻症状，唯流行感冒者往往呈重笃之病态。

【疗法】

恶寒发热（大多在三十七八度之间），鼻鸣不塞，寝时微汗，食欲不变，口不渴，头痛而项稍强，大小无异，咽喉不痛，不咳，脉浮弱，舌无苔，听诊、叩诊①无变化，腹部无特别症候者，宜与桂枝汤。

恶寒发热，头痛，鼻塞，咽喘鸣，汗不出，腹痛，身体动时，手足筋肉、关节感痛，口微渴，衄血则头痛减轻，食欲、大小便与平时无甚相异，脉浮紧而有力，舌无变化，稍觉干燥，听诊有肠鸣音异响，腹部

---

① 叩诊：原书为"打诊"，后同。

觉变异者，与以麻黄汤，发汗则愈。桂枝汤证与麻黄汤证之鉴别要点，在乎汗之有无、脉之浮弱与浮紧。

葛根汤证之风邪，为恶寒发热，头痛鼻塞，不出汗，与麻黄汤证相同；但患者多项背强急，时感口渴。若感冒初期腹痛下痢者，多为本方证或麻黄汤证。倘若有呕吐症状者，则又不得不参照其他症状以鉴别之，究系葛根加半夏汤证乎？抑小柴胡汤证乎？又，本方证之患者，鲜有麻黄汤证之喘鸣焉。

葛根汤证之脉浮紧，舌无大变，听诊、叩诊上无变化。

小柴胡汤证，较诸桂枝汤证、葛根汤证、麻黄汤证更进一步。此时不复恶寒发热，而变为往来寒热，食欲缺乏①，舌现白苔，大便不规则，或便秘，或下痢，咳则呕吐、恶心，耳塞，手足热，口渴。此时易与五苓散证混淆，宜十分鉴别。

凡小柴胡汤之证，脉失浮之性质，弦细或弦数，有时近似于滑，有时浮数，脉状无确定；热不与恶寒同时存在，恶寒去则热现，热去则恶寒来；有时现所谓微热或身热，而不全然恶寒，非从他觉胸胁苦满以证明，而不能全然知晓。

小柴胡汤证更进一步，则大便秘结，小便减量，

---

① 缺乏：原书为"疲乏"。

心下、胁下如有物然，不思食物，脉较普通更沉一步，舌现黄苔而干燥，口苦，胸胁不苦满，心下坚，在触诊上多觉胸胁下有抵抗压重之感。此种患者宜与大柴胡汤，以通其大小便，而后发汗，自能轻快。

此外，尚有麻黄附子细辛汤证。凡生来虚弱冷性之人，或老年人遭遇风邪，有恶寒之感而体温不升，触遇冷物，如头被雪而感冷痛；食欲非特不变，反较平时为盛；不善行走，而多欲横卧；口不渴，大小便无变化，屡屡流出清水状之透明鼻汁。在桂枝汤证、葛根汤证、麻黄汤证等之鼻腔感热，分泌物多黏稠；而在麻黄附子细辛汤证之病，却感冷而在不知不识间流出鼻汁，脉多细沉或沉迟，舌湿濡，一切均热状少而寒状多。

平素心下停气水之人，因冷性而易感风邪，则因喘咳激而排泄多多之稀薄清冷鼻汁，或泡沫性之痰沫。若其脉浮细或浮弱，或头痛，或轻热者，可与小青龙汤。若烦躁而上气者，宜加石膏。

虚弱之妇女、老人等，在发病之初，其邪已有一部分侵入少阳者，柴胡桂枝汤证也。邪全入少阳，恶寒多而热少，小便不利，口渴，脉沉细或迟弱者，柴胡桂枝干姜汤证也。

反之，头痛发热甚，身痛，口渴，烦躁，脉浮紧者，宜与大青龙汤以发汗。

乳儿犯风邪，起鼻加答儿，苦于鼻闭时，麻黄汤与之，有神效。幼儿犯风邪，伴以胃肠加答儿之症状，饮食与咳共吐，或渴欲饮水，饮即吐出，或尿量减而起水泻、下痢者，宜与五苓散。五苓散服后，尿量增加，热下降，呕吐、下痢均止，则身体即轻快矣。

备考

《杂病纪闻》

古书称中风，后世医书称感冒。后世医书之中风，指偏枯、半身不遂之病而言，即今俗称中风。《伤寒论》之中风，即系伤寒之轻者。最初恶寒发热，头痛鼻涕，人人所知，其理与伤寒同。邪甚轻，故稀有阳明里证而用大承气汤者，亦稀有少阴病而用附子、人参者。最初多服桂枝汤、葛根汤之类以发散之。其感冒轻微者，往往喝稀热粥一碗，覆以被而取汗，或吞生姜酒，或食豆腐汤，大抵可愈。故后世之医，亦有用荆防排毒十神汤、参苏饮、芎芷香苏散、藿香正气散之类，大抵而愈。考之药性、病理，是等药剂对于感冒多不适当，其所以能愈者，病轻则药到自愈也。又，后世有劳役感冒病者，此因肾虚之人或劳心之后，外邪侵入之故。宜在初时速速治之，莫使延长时日，致因种种变化而发为重症。入手即宜发散，如其邪难于急去时，可用建中汤之类发表之；过数日而热仍不去时，用补中益气汤以清解之。益气汤者，小柴胡汤之变方也。

第二章　气管枝炎

【原因】

本病为世上最频繁之疾患，不问老幼、男女，均有罹过之患，而尤以羸弱、贫血者为甚。其病原，由于身体组织之抵抗力弱，其发生以天候不定之季节为多。

本病大体区别为二种，一曰原发性，一曰继发性[1]。前者为单独之痰病，后者起于其他诸病之继发。继发性气管枝炎，一因于邻近器官病之蔓延（如咽头、喉、气管、肺脏等疾病之蔓延），一起于种种之急性传染病（如流行性感冒、疫咳[2]、窒扶的里[3]、麻疹、肠窒扶斯[4]等之传染）。

本病之原因，可分传染性、中毒性、器械性、血行性四种。传染性之病，起于细菌之感染；中毒性之病，起于刺激性瓦斯[5]吸引，或其他药品；器械性之

---

① 继发性：原书为"续发性"。
② 疫咳：即百日咳。
③ 窒扶的里：即白喉。
④ 肠窒扶斯：即肠伤寒。
⑤ 瓦斯：即气体。

病，起于器械的刺激（如吸引尘埃等所谓职业的加答儿是也）；血行性之病，起因于瘀血（主因在心脏疾患及慢性呼吸器病之继发，或因腹部疾患，静脉血循流于心脏，起障碍之时）。

【症候】

气管枝炎，局部的症候中最紧要者，厥唯剌芝叟儿①之听取。此剌芝叟儿，在分泌物之性质中，有干性与湿性二种。

气管枝黏膜肿胀，排泄黏稠之分泌物时，则闻干性剌芝叟儿，此即干性气管枝炎。若生液性而易移动之分泌物时，则闻湿性剌芝叟儿（即水泡音），此即湿性气管枝炎。通例本病以干性剌芝叟儿始，以湿性剌芝叟儿终者为多。

咳嗽为本病必发之症候，患者甚感痛，夜间妨其睡眠，加之胸廓之筋肉紧张过大，胸中剧痛。咳嗽甚时，每兼呕吐，或咯出血痰。此外，往往颈部及前额静脉怒张，头部之静脉瘀血，以致眩晕、头重、头痛。有时咳嗽甚剧，小尿失禁（高年妇女尤多，但大便之失禁者甚少）。在顽固之咳嗽，往往脱出直肠。

急性气管枝炎，初期咯痰之量极少，质黏稠，呈透明玻璃状及黏液状，此名生痰。在疾病近终末时，

---

① 剌芝叟儿：即啰音。

咯痰之量增加，但呈液性，类于透明黏液性物质，混以绿色不透明之脓块，此名熟痰。

炎症在广泛之际，呼吸迫促而困难，肋间在吸息时陷没，副呼吸筋现收缩，呼吸困难甚者，皮肤及黏膜之紫蓝色愈益显明，但伴以静脉瘀血之症状。此际颈静脉屡屡肿大，现手指大之宇索物，吸气时收缩，呼气时充盈。唇口肿胀而呈蓝色，眼球因眼球后静脉之瘀血而突出于前方。声音断续，往往嘶嗄，则因喉头之瘀血之故。

气管枝炎，因经过之长短，又可分别为急性及慢性二种。

急性气管枝炎，虽屡屡伴以发热，但稀有达于高热度者。咳嗽频发，呼吸迫促，吐出咯痰，一如前述。若大气管枝起炎症时，往往胸骨下有感觉创伤之状。细小之气管枝起炎症时（此名毛细气管枝炎），在小儿及高年之人患之，决不可以轻视，因其每致并发气管枝肺炎，容易促起窒息也。毛细气管枝炎之特长，在听诊上有小水泡性刺芝叟儿，叩诊上无何种变化。此病之不良转归，为碳酸大多集积于血液中，全身呈基阿拿遂①，呼吸频数而困难，意识朦胧，并起全身之搐搦而死者甚多。

———

① 基阿拿遂：即紫绀。

慢性气管枝炎，因咯痰之多少与性状，区别为下之数种：

（一）干性气管枝炎：此症频发咳嗽，虽经患者极努力之结果，仅能稍稍咯出透明玻璃状之黏稠痰。

（二）单纯性气管枝漏：此症出多量黏液脓状之咯痰，混以灰白、绿色不透明之脓块（即球状痰）。

（三）浆液性气管枝漏：此症咯痰极稀薄，恰呈稀薄之橡皮溶液。

（四）气管枝漏脓：此症咯痰呈脓性，容易流动。

（五）腐败性气管枝炎：此症咯痰腐败而放恶臭。此症因慢性气管枝炎而起气管枝扩张，气管分泌物储留于其扩张部分而起。其咯痰与肺坏疽患类似，所异者缺少肺坏疽片耳。患者当呼吸气时，口臭特甚，自己亦感居室污毒，摧人恶心，遂致食思减损。咯痰之量多者，每日达五百立方厘米以上。暂时咯痰放置，可以分为三层，最上层为泡沫，含灰白之脓块；第二层为灰白色之浆液层；最下层为沉淀部，此沉淀部中，有类黄色或类褐色之一种塞子，名奇脱里希氏塞子，或曰菌性气管枝塞子，试压之，其硬度如糜粥状，且放极甚之恶息。

慢性气管枝炎往往诱起肺泡性肺气肿①，此际呼吸

_____

① 肺泡性肺气肿：原为"肺胞性肺气肿"。

困难增剧，右心室扩张肥大，故若右心室之力萎弱时，肺循环之范围呈瘀血症状。初起时与以兴奋剂，虽能图一时之恢复，但其症状反有进无已，至于瘀血而死。腐败性气血枝炎，有起败血症状之变，且有继发而成肺坏疽之虞。

【疗法】

急性气管枝炎之初期，不必用镇咳祛痰之药。其治方可仿风邪表证用麻黄汤、葛根汤、大小青龙汤以去其表邪，则咳自收而痰自散。表证既去，犹默默不思饮食而身热者，可运用小柴胡汤或小柴胡汤合橘皮竹茹汤。腹筋之拘挛甚，咳时觉痛者，用四逆散。大便秘，脉沉实，舌苔黄者，用大柴胡汤。口渴甚，咯痰黏着咽喉难离者，此因咯痰黏稠之故，可多用石膏之配剂，如越婢加半夏汤、小青龙加石膏汤、白虎加人参汤、竹叶石膏汤之类。咽干口燥，咯痰黏着咽喉难离，或声音嘎者用麦门冬汤。

麦门冬汤之目的在咽喉不利，此方对于滑利、润泽、去痰均有效。石膏剂之目的在口舌干燥而诉口渴，咯痰黏稠，此方有稀薄咯痰之效。

身无热，不见表证，而咳嗽不止者，用苓甘五味姜辛汤及其加方。病陷于阴位，身上无热恶寒，脉沉微或沉迟弱者，应用真武汤。以上二方，应用于老人气管枝炎者为多。

咳嗽甚，声音嗄者，用半夏厚朴汤、麦门冬汤。

腐败性气管枝炎，用桔梗汤、排脓汤、苇茎汤。

毛细气管枝炎，用还魂汤，屡收伟效。如用桔梗汤、桔梗白散，或瓜蒂散，亦能一举而收奇效。

余尝用当归芍药散，治一羸瘦而贫血甚之慢性气管枝炎（所谓虚劳状）之一妇人，一月余而根治。此妇因最爱之幼儿染疫痢而亡，终日悲闷，渐次喘咳，食气不振，夜不能眠，体温常在三十六度二三分以下，听诊、叩诊上认为肺浸润之症候，为当归芍药散之症状。此外，复见脉之沉迟弱，直腹筋之挛急，下腹腰部之冷感，小便不利，耳鸣，头重，盖均当归芍药散之证也。

备考

《类聚方广义》

老人在秋冬之交，咳嗽，胸背、胁腹挛急，恶寒，桂姜枣草黄辛附汤治之。

第三章　气管枝喘息

喘息之义，古今相同，上气而呼吸促迫之谓也。

【原因】

气管枝喘息者，呼气时呼吸困难，发作性出现之症也。由于细小之气管枝，一时性之狭窄而起。此气管狭窄之原因有二：一则细气管枝之漏斗上移行之部分，因周匝括约，致起细气管枝之痉挛；一则由于气管黏膜之肿胀。前者名神经性气管枝喘息，又名气管枝括约筋上分布之迷走神经之神经病。后者名加答儿性气管枝喘息。有人云神经性气管枝喘息由于横膈膜之痉挛，但根据经验，在喘息发作之际，横膈膜亦能营呼吸运动也。

本病往往为遗传性疾患，发生于一个家族中。此外，具有神经质的人，亦屡罹之。一后天性神经质亦为其中一种原因。

加答儿性气管枝喘息，仅基因于气管枝黏膜之变化。神经性气管枝喘息，可细别如次：

（甲）因延髓出血、软化灶、肿疡形成等刺激迷走神经，导致所谓中枢性气管枝喘息。此为无疑之事实。

（乙）中毒性气管枝喘息。此亦为中枢性气管枝喘息之一。起于铅、水银等之中毒及尿毒症之际，因其原因而有铅毒性喘息、汞毒性喘息、尿毒性喘息等之名称。

（丙）末梢性气管枝喘息。此由于颈部之肿疡及淋巴腺之肿胀等刺激迷走神经而起。

（丁）反射性气管枝喘息。此为最频繁之症，因其他脏器之疾患而起反射性之病者也。概举之如下：

（一）呼吸器疾患之际。如鼻壳黏膜之病的肿胀、鼻茸、慢性鼻加答儿、声带茸肿、喉头及气管枝黏膜慢性加答儿而为本病之原因者，此因人体嗅入蔷薇、槿花等香气而发。

（二）消化器疾患之际。如因咽头茸肿、扁桃腺肥大、慢性咽头加答儿、便秘、肠寄生虫等致惹起本病者，有时因摄取干酪等食物而起。

（三）泌尿生殖器疾患。如子宫之位置异常等致起本病者。

（四）心脏疾患时，亦屡屡发作喘息。然不可即误认为心脏之喘息也。

【症候】

气管枝喘息，有突然起于健康之时。患者在夜间就褥之际，不呈何等变状，迨夫半夜醒来，忽然发作而不能预知。发作之初，感呼吸困难，胸部放咿轧音①及笛声，声高者隔数室能闻之，颜貌呈恐怖之状，前额被冷汗，眼目因眼球后静脉有郁血故向外方突出，口唇肿胀而带蓝色，颈静脉怒张，体温大抵无变化，脉搏频数，其充盈仅微。

发作时呼吸困难者，因其时吸息筋之力须大，障碍气道，呼息筋弱，动作困难也。故此时副呼息筋甚需努力，此际腹筋甚形板坚，尤以直腹筋为甚。又，

---

① 咿轧音：即摩擦音、捻发音。

下部筋骨，因损腹筋之收缩，因向内方牵引。

发作之时间，短则一二小时，长则亘数十小时，亦有每日反复或发或止者，发作之终，每咯出少量之黏液脓痰。

【疗法】

喘息用麻黄剂，如麻黄杏仁甘草石膏汤、甘草麻黄汤、越婢加半夏汤、小青龙汤等麻黄剂之药方，最能见效。喘息用麻黄剂而不治者，可用大柴胡汤、大承气汤、半夏厚朴汤。

发作激烈时，西医注射阿独里那林[①]或贲笃棒其[①]不能镇静，汉医用麻杏甘石汤亦不能抑制者，此时余曾用甘草麻黄汤而顿挫其发作。曾记有一某西医之妇人，苦喘息，就余诊治。余先用甘草麻黄汤以镇其发作，其次与以半夏厚朴汤，而痰咳不止，乃与小青龙汤，三日而愈。统计一周之间，病已全治。此妇曾云服过麻黄有效成分之欧夫欧度林[①]，及其他西医用之诸种药剂，迄未见效云。

啮嚼麻黄，味觉辛而涩者为有用，啮后辛而不涩者无效。

甘草麻黄汤证之病，为喘鸣急迫，非口渴或发汗

---

① 阿独里那林、贲笃棒其、欧夫欧度林、夫欧夫独林：音译名，现已无法考证。

之症状。若上半身被冷汗，口渴而喘急强者，当用麻杏甘石汤主治之。眼球突出，颈静脉怒张，流冷汗者，应用越婢加半夏汤。喘息而伴肺气肿，呼吸困难，吐出泡沫状之痰者，多为小青龙汤证，或用小青龙加膏汤。

麻黄汤所以治喘息，发作时喘鸣促迫，发作止即归平静者多用之。平生不绝发作喘鸣者，多为大柴胡汤、大承气汤、木防己汤等证。其原因为反射性气管枝喘息，因腹压或胸压高而起之喘鸣。余曾用疏通剂，或泻下剂，或利尿剂以减轻腹压，颇收意外之效。兹举实验例两三如下：

实验例

（一）埼玉县大里郡○○町，女，年五十八。两三年前起喘息。发作时，苦不堪言，不能横卧，身体肥满，腹部膨大，便秘，肩凝，脉沉实，最高血压百七十，无口渴、头痛、食欲等之变化，小便一日六七次。因投与大承气汤，服药第一日之夜发大汗，翌日下痢八回，自后喘急半减。前后经二十天之服药，喘急消散，身体轻快矣。

（二）芝田区村町，原○郎，男，年四十一。数年前得喘息之病。约在半年以前，病状日益恶化①，历访东都有名病院，咸不能奏效。仅在伊豆之温泉游览中，

———

① 恶化：原书为"增恶"。

稍较轻快,归京复发。夜间不得安眠,身体稍肥满,血色佳良,脉紧实,舌有淡黄之苔,微觉干燥;听诊时,胸廓全部有笛声,呼吸音极微弱;左右之胸胁苦满,直腹筋挛急,胃内证明仅仅停水,大便二日一行,食欲少。因与大柴胡汤,夕间顿服甘草麻黄汤。据患者语余,饮大柴胡汤已经四十次左右,不料此次饮后,即能一夜安眠,两个月之后遂恢复健康云。

凡麻黄剂证轻快之患者,用阿独里那林或夫欧夫独林等亦有效果,即急剧发作时,亦能稍稍抑制。唯在上之治验中,所谓大承气汤或大柴胡汤证时,倘用阿独里那林等注射,则反起头痛及其他之副作用,为效亦少云。

心脏疾患而起之喘息,多用木防己汤,或木防己汤去石膏加茯苓硝汤。

备考

【本间枣轩之说】

从感冒起者,用小青龙汤合麻杏甘石汤、桂枝加厚朴杏子汤、华盖散。酒客者,用加减①木防己汤。虚阳上攻者,苏子降气汤。津液枯竭者,与定喘汤、滋阴降火汤。动悸高而脉结代者,针砂汤。一时救急者,有阿芙蓉液(用三十五滴至五十滴)。病已难治,而能

---

① 加减:原书为"增损",后同。

节摄饮食，并禁滋味膏粱，则服加减木防己汤一年或二年，可以全治。定喘汤亦佳。

大塚按：本间枣轩先生治疗喘息之病，极能自信，推奖阿芙蓉液亦毫无谦逊之词。加减木防己汤者，木防己汤中加紫苏子、桑白皮、生姜也。华盖散者，麻黄汤之桂枝以紫苏子、茯苓、桑白皮、陈皮代之也。

【有持桂里之说】

哮以声响名，喘指气息言。喘息者，痰之患也，其源多来自毒。幼时头面疮毒，用外敷速愈之药，致变他病，其例甚多。故此病不可不从瘀毒之处下功夫。此篇所载乃治之大法，亦间录一二奇药。

桂枝加厚朴杏子汤

小青龙加石膏汤

麻黄杏仁甘草石膏汤

越婢加半夏汤

千缗汤①

半夏、皂肉、甘草、生姜。喘不得卧，外有寒热之证者，可用此方。

木防己汤

平野屋某之内人，患哮喘数年，每发时用小青龙

———————————

①　千缗汤：原书为"千婚汤"。

加石膏汤，或麻杏甘石汤四五日而得安。近来前症发动，亦用前汤四五日，不治，气促倍于前。因仔细摸其腹，心下痞坚宛然，即投以木防己汤。一二日间，心下痞散，诸症亦消。

苏子降气汤

苏子、半夏、陈皮、厚朴、前胡、桂枝、当归、甘草、生姜、大枣。此方治痰喘气急，或小便不利而肿。然在哮喘，变为水肿者，多难治。

真良汤

茶实、南星、薄荷。治小儿喘急，有神验。

射干麻黄汤

哮吼发咳，不解之兆者，用此方有效。

厚朴麻黄汤

以上二汤，症候大略相似。以主治药品比较之，前者为浅证，此为深证。此汤活用于水肿，亦能见功。

喘四君子汤

人参、甘草、茯苓、陈皮、厚朴、砂仁、苏子、桑皮、当归、白术、沉香、木香、大枣、生姜。

生脉散

麦门冬、人参、五味子。此方治哮喘之坏症、虚证。

大塚曰：华冈青山翁用麦门冬汤加没食子以治喘息，其取意正同。

六君子汤

附子理中汤

地豆儿（鼹鼠霜）

十五岁以内之儿有效。

烧鸮霜

此系川岛氏实验而得，相传谓系三角法眼之方。

【原南阳哮喘之说】

哮喘，古但称喘，今别为二证。仲景用桂枝加厚朴杏子汤之喘，即哮喘也。此证中有竹沥，用以祛痰。其病多为长期病，有年发三四次者，有月月突发者，有一二日或三四日一发者，有夜发昼安者。大概起于秋冬、春夏之交，时候不正之节，或阴雨非时之冷气，其因系疝。治疝宜通察腹候，治喘亦然。

喘息兼胸痛者，用栝楼枳实汤。上气强者，用苏子降气汤。颈背强急者，用葛根汤。心下急迫者，用甘草干姜汤中兼用底野迦①。

---

①　底野迦：又称底也迦，音译名。古代西方国家的一种解毒膏药。

《类聚方广义》

哮喘证，大抵一年一二发或五六发，亦有每月一二发者。其发也，大抵由于外感与过食。从外感来者，用麻黄汤、麻杏甘石汤、大青龙汤等。因过食或大便不利而发者，先取陷胸丸、紫丸等吐下之剂，以疏荡宿滞，然后用对证之方。

《焦窗杂话》

长病之喘，喘而甚者每不治，然始终用大柴胡汤，加以灸治者，可治。

长病患喘，四逆散中加麦门冬、石膏用之。

第四章　肺炎

一、加答儿性肺炎

【原因】

本病常为继发性疾患，多继发于小气管枝炎，故又称气管枝肺炎。本病因气管枝炎症直接传播于肺泡①，或气管枝炎为之病原菌，于吸息时吸入肺泡②之内而起。

小儿或高年者，易罹此病。此病亦继发于诸传染

---

①　肺泡：原书为"肺胞"。

病，如麻疹、百日咳、流行性感冒、猩红热、肠窒扶斯等病后，往往有继发者。亦有因唾液、饮食等物窜入气管枝内，达于肺泡，致诱起炎症者。而在重症窒扶斯患者、衰脱之癌肿患者、咽下筋麻痹之症者，亦往往见之。

凡一经患过加答儿性肺炎者，愈后每不易再发。

【症候】

肺脏上发现①加答儿性殊为困难，因其病灶狭小，故理学的诊查法亦难证明，大多为气管枝炎之症候所掩。

理学的诊查法中，以听诊为本病最重要之诊断法。气管枝肺炎往往能听得气管枝呼吸音，及有响性之刺芝叟儿。有时浊音亦因发炎灶多数融合，现五厘米之广、二厘米之厚，但此时若行轻叩诊，不能得阳性之成绩。本症之浊音，同时常带鼓音。

体温亦为本病诊断上紧要之症候。基麻随氏以为气管枝炎之体温不超过三十九度，故凡超过三十九度之气管枝炎，持续数日者，不可疑为本病也。本病之体温，与纤维素性肺炎之温同样无一定之热型，大多呈不正之弛张性。

肺脏中显现气之交换障害。呼吸促迫，间歇不正，

---

① 发现：原书为"发见"。

呼气时呈呻吟之状，肋间于吸气时陷没，副呼吸筋收缩，大多伴咳嗽之频发。咯痰，在小儿及高年者，每多咽下，故所见甚稀。所咯之痰，呈黏液脓状外，无特异之点。此外，在咳嗽及深呼吸之际，屡屡胸痛。

二、纤维素性肺炎

【原因】

本病名克洛芝浦性肺炎，为日常频繁遭遇之传染病。发病素为夫伦克儿氏肺炎球菌，但必伴以感冒状之补助原因。本病之传染，或直接或间接介行于人体。壮年男子易罹，一经犯病，时有反复之倾向。

本病为急性热性传染病之一。本病之症候，可大别为全身热性症状与局部症状。

（一）全身热性症状。起于肺炎菌制出之毒素，与其他之急性传染，所谓潜伏期者是也。此期间不过一二日时间，亦有亘及二日至四日者。本病在工作之际或睡眠之时，俄然起战栗，寻来稽留性热候，达三十九度至四十度，亦有达四十度之上者。脉搏频数而紧张强，大多呈重搏性。颜面潮红，舌苔白色或灰白色，眼目放光辉，甚觉烦渴，食欲全无，尿量减少，脾脏屡屡肿大。如此全身症状，持续五日至七日，高热俄然发于皮肤，更加发汗，为分利性之消散。此分利尤多起于夜间。但有时亦有迁延性分利，徐徐热下者，又在分利之前反见体温上升、恶寒、战栗及谵语者。亦有名假性分利者，此在真分利之前，一时见其热下者之谓也。

（二）局部症状。先现胸部患处之刺痛、咳嗽及咯痰。其他之症，与炎症之时期相异。今摘要如次：

灌溉期（即初期）中，叩诊上呈鼓音，轻叩时稍有浊音，此因肺脏组织之紧张力微弱且乏空气之故也。听诊上，在吸息时有捻发性之刺芝叟儿。咯痰多带黏稠性，呈玻璃状，血点及血线交见。一到变肝期，则声音之振荡高，叩诊音变为强度之浊音，如气管枝呼吸音，咯痰呈新鲜之铁锈色，所谓铁锈色痰者是也。后变肝期移于融解期时，咯痰呈枸橼色或芙蓝色，此时浊音渐次消失，再呈肺泡性呼吸音及捻发性刺芝叟儿，其后此刺芝叟儿随胞内液性渗出物而完全消失。

本病患者之颜貌潮红，往往呈紫蓝色，肺之患部亦显潮红。患者多仰卧，而不能向疼痛之一面侧卧。呼吸困难，迫促，脉频数，患部之呼吸运动缓慢，且有间断性之肋膜炎性疼痛，言语断续，不能出高声。

此外，又有各种异常症，如顿挫性肺炎、一日性肺炎、无热性肺炎、迁延性肺炎、无力性肺炎等症。

【疗法】

加答儿性肺炎继发于气管枝炎者亦甚多，其方剂揭示于"气管枝炎"条中，可以参互选用。此外，有病邪从少阳更进入阳明者，大承气汤类适用之。

急性肺炎，于发病初期已呈大青龙汤证者亦多，"症候"条云：热而战栗，达四十度以上，脉数而紧，颜面潮红，舌白苔，烦渴者，大青龙汤证也。

本病病邪之转变甚速，从太阳忽而少阳，从少阳忽而阳明，或从太阳直接转入阳明，多为大柴胡汤、白虎汤、大小承气汤、调胃承气汤或桃核承气汤之证。本病以身体强健之壮少遭遇者为多，故呈阳实证，是以初期以发汗剂为适应，数日之后大抵呈泻下剂之病状。

余于昭和三年末至四年之春，在土佐渔村开业之际，该处青年罹本病者甚多，除一日性肺炎无定型之外，大抵发谵语、潮热或呈恶寒，大便秘结，妄行妄走。初期与大青龙汤或大柴胡汤，后用大承气汤、桃核承气汤、调胃承气汤等，亦多有用泻下之方者。其妄行妄走者，以白虎汤则轻快，亦有用桃核承气汤而收意外效果者。

小儿肺炎，用小青龙汤、越婢加半夏汤、小柴胡汤、排脓汤等为最多。

老人多易陷于阴虚证，多用附子配剂之方剂，如真武汤、桂枝加芍药加麻黄附子细辛汤、麻黄附子细辛汤等。

第五章　肺坏疽

肺坏疽，即古人所谓肺痈，今人之肺脓疡。

【原因】

本病因肺脏组织死亡，引起腐败性分解所致。其死亡之起因，由于酿脓性球菌侵入肺脏之内，而尤以诸种之酿脓性葡萄状球菌为甚。罹此病者，以十六岁至四十岁间之男子为多。

【症候】

本病在诊断上所必要者为咯痰之性状。凡患此症者，其所咯之痰，臭气特甚，刺激性如山椒、大蒜，或带腐败性之甘臭。患者周围臭气弥漫，令人不耐对座。

咯痰之量，一日不过百立方厘米（亦有达千立方厘米者）。痰为稀薄之液，呈黏液脓状，其脓为透明、灰白之球块。

将咯痰放置，则可见其分为三层：第一层，污秽灰白色之中富黏液脓状之物质；第二层，灰白色稀薄之浆液；最下层为颗粒状坚渣。此外，混血色素时，咯痰类黄赤色。但此咯痰之性状，非本病所特有，如腐败性气管枝炎之咯痰亦同一状态。所不同者，本病之咯痰中必含有肺坏疽片，其片为黑色或烟灰色，细者如小点，大者如拇指，其数种种，并无一定。此为诊断上重要之点。

本病对于患者之体位亦宜注目。当患者向患方下卧时，其分泌液必潴留于坏疽空洞内，不达于气管枝分歧部。倘分泌物接触于气管枝分歧部时，必忽然起剧繁之咳嗽。

肺之局部变化，有浸润症状与空洞症状二种。此种患者，颜貌每呈肿，白色，体力衰弱，大多伴以消耗性之体温升腾，食欲减少，咯痰咽下之时，容易引起下利。

【疗法】

本病奏效之方，有桔梗汤、桔梗白散、苇茎汤、薏苡附子败酱散。凡初期发病，体力未衰弱者，用桔梗白散、桔梗汤；体力已衰弱者，或虚弱者，用苇茎汤。已陷于阴证者，用薏苡附子败酱散。其形空洞，而达咯血之倾向者，虽用桔梗配剂，仍甚危险。

备考

【有持桂里之说】桔梗汤

此汤平易，《金匮》所谓救肺痈始萌之方也。但其主治与桔梗白散一字不易。然方后云"服之则吐脓血"，而"白散"条则云"此方下后，吐脓血有力"，一二字之间，分别至此焉。

《古今录验》桔梗汤

桔梗、白术、当归、地黄、甘草、败酱、薏苡仁、桑白皮。

紫菀散

紫菀、知母、贝母、人参、桔梗、茯苓、阿胶、甘草、五味子、生姜。

以上二方，均本于桔梗汤而组立之方剂也。

苇茎汤

黄昏汤

黄昏，手掌大一片。

苇茎汤，在《金匮》中引用《千金》。今阅《千金》，则未载此药，只有方名。《外台》中引《古今录验》，有苇茎汤之名，而在黄昏汤方下有"疗肺痈"一语，苇茎汤主治亦"疗肺痈"三字，故今人互用此二方云。黄昏者，合欢木也，可用其皮。柴野栗山先生壮年病肺痈，诸药不效，服黄昏汤而愈云。

桔梗白散

葶苈大枣泻肺汤

肺痈丹方

肺痈溃后排脓者，薏苡根捣汁热服。

— **127** —

【本间枣轩肺痈之说】

初发恶寒发热者，先与小青龙汤发表之可愈。已成脓时，与肺痈汤则治。此方为先师南阳翁之组方，有百发百中之效。此外，苇茎汤、桔梗之类，亦能奏效。

肺痈汤者，甘草、桔梗、贝母、栝楼根、杏仁、白芥子、生姜七味也。

第六章　肺气肿

【原因】

本病起于诸种之呼吸障碍，气压持续的亢进肺泡内。但此种障碍，在呼气时则频繁，吸气时则稀。

本病多与诸种之咳嗽性疾患并发，尤以与慢性气管枝炎并发者为最多。吹奏、吟咏、演讲、负重、登山等之日久努力，或喘息发作等，亦为本病发作之原因。

【症候】

胸廓扩张如洋瓶状，呼吸运动甚少，叩诊上呈轻度之鼓音（即纸匣音），此因肺组织缺乏紧张之故。听诊上，肺泡音减弱，心脏浊音部狭小或完全消失，心音幽微。

本病进行时，静脉之瘀血著明，起浮肿、腹水、瘀血肝、尿利减少、胃肠之瘀血加答儿等。

【疗法】

有肺气肿之表证者，用小青龙汤、小青龙加石膏汤、桂枝加厚朴杏仁汤。无表证者，用茯苓桂枝五味甘草汤、苓桂五味姜辛汤，或苓甘姜味辛夏仁汤、苓甘姜味辛夏仁黄汤。

现浮肿者，可别其阴阳，用木防己汤、木防己去石膏加茯苓芒硝汤、桂姜枣草黄辛附汤、八味丸等。

起瘀血肝而诉胸胁苦满者，可随证用大柴胡汤、柴胡加芒硝汤或柴胡加龙骨牡蛎汤。

实验例

患者六十四岁，男性（住所、姓名等省略），数年来苦于肺气肿。脉浮稍紧大，口渴，舌白苔，干燥无滑泽，咽喉不绝感干燥，咯痰黏着难离。体动时，呼吸迫促增进，言语断绝，不能流畅。上眼睑下垂。肺之下缘在三横指经下，叩诊呈鼓音，听诊之呼吸音嗒嗒然。证明胃中稍有停水，胸胁不苦满，左右之直腹筋强挛急，及与胁下、腹部一体，坚硬如板。大便一日一行，小便普通，有食欲。因与小青龙加石膏汤，续服一年余，自觉痛苦渐次消失，目下犹在服药中。

第七章　肋膜炎

【原因】

本病起于细菌之发生。因化学刺激物而起者，则无其实例。细菌之种类，以酿脓性连锁状球菌及葡萄状球菌为主。有时亦有特殊的分裂菌存在于肋膜渗出物中，如夫伦克儿氏肺炎球菌、结核杆菌、窒扶斯杆菌、麻毒球菌、普通大肠菌等。

此外，如感冒、外伤、急性传染病、肋膜结核、肋膜癌及消削性慢性病等，亦为诱发本病之补助原因。又有从邻近管器波及肋膜而起本病者，如肺炎、肺结核、肺坏疽、心囊炎、肋骨膜炎、腹膜炎等，但不能发现其诱因焉。

【症候】

（一）干性肋膜炎：本病在听诊上有肋膜炎性摩擦音。此摩擦音之音调极为不同，存在时期亦有长短，最精密之听诊，其初不过证明有幽微之抓爬音，有时亦能极容易听得高调之爆鸣音；有时音调硬固似摩擦靴革之音，故名新革擦鸣音；有时又听得如掌握雪块之音，故名握雪音。擦摩音旺盛时，以手掌安置于胸部，亦能触知之。

肋膜炎性摩擦音，直径只一二厘米，一小局部能听得之，但有扩及胸腔全部者。此种摩擦音，或小时消散，或持续亘数周、数月，而在反复行深呼吸时，摩擦音即一时消失。

此外紧要之症候，为肋膜炎性疼痛。患者当咳嗽及呼吸时，患处觉疼痛，而于肋膜炎性疼痛之外，全无其他症状。呼吸障碍亦为主要症候之一。患部一方面之呼吸运动缓徐浅薄，往往带断裂性，此为肋膜性疼痛之结果；其呼吸音亦随之微弱，有时更呈强度之呼吸困难。

咳嗽多而干燥性咳嗽之咯痰，则缺如焉。

本病大多引起俄然之热候，其初大抵数次恶寒，次示不定型之热候，脉搏频数，强烦渴，全身困惫，尿利减少。

肋膜炎性粘连，为本病之后发症。此即肋膜腔粘连，致起障碍呼吸运动之病也。病之过甚者，往往全肋膜腔粘连，故与心脏之肥大扩张并发。

（二）湿性肋膜炎：湿性肋膜炎者，有渗出物之谓也。其主要之症候，为浊音与声振荡减弱。

望诊上堪注目者，为患者之体位，即患者向患部方面下卧时，其上方之健康部分充分之呼吸运动，而患部方面之呼吸徐缓或者消失。此因渗出物之压迫，阻碍胸廓及肺脏扩张之故；又因患部方面之胸廓广，心尖搏动压迫健方，肝脏转移至下方之故。

声音振荡之微弱或消失，触诊上能知之。因触诊能知声音振荡，故亦能知渗出物之高。其理由为肺脏表面与胸廓壁之间存在液体时，气管枝之声音波动传达于胸壁之故。

叩诊上，渗出物之部位呈浊音。渗出物之层厚大者，浊音亦显著。

听诊上，沿渗出物之上界，发现肋膜炎性摩擦音者亦多。此摩擦音，其始吸收渗出物，则纤维素性沉着物再出现，因此而起此种之摩擦音。呼吸或呈微弱之肺泡音，或带气管枝性。在肺脏因压迫而含有一部分空气时，则发微弱之肺泡音。空气缺乏时，则发气管枝性。

患者之全身状态，多渗出物，呼吸困难，胸部刺痛，咳嗽。至于化脓性肋膜炎之患者，必颜面苍白，食欲不思。

热候有种种，无一定。尿减少，脉搏增加。

【疗法】

不问干性、湿性，均以柴胡为主药。小柴胡汤、大柴胡汤、四逆散、柴胡桂枝汤等，应用最多。高热口渴，舌苔白而干燥者，与白虎人参汤。胸痛不堪者，用甘草汤、芍药甘草汤、四逆散、小陷胸汤等能奏效。

余曾诊察一妇人，左肺下叶结核浸润，右侧有湿性肋膜炎，而兼麻痹性脚气。初诊之日，恶心呕吐，不论药还是食物，入口即吐，不能入胃。其原因，据患者语云，西医因欲从小便除肋膜之水，与服利尿药，因此非常痛苦，致起呕吐云云。余因告其此宜以镇吐为先急之务，遂与小半夏加茯苓汤。翌日，恶心呕吐已愈，食欲亦来，惊喜之至。不意翌日之夜，排尿十数次，其量实太多。余越三日往诊时，浊音已减，成为呼吸音，示肋膜腔内之渗出物显然减少。于此可知，小半夏加茯苓汤不必全为镇吐，从证运用，能收意外之效，更可见汉医学之微妙而具哲理也。

肋膜炎性粘连，亦用大柴胡汤、四逆散，或小柴胡汤。苟永服之，可以渐次轻快。

湿性肋膜炎，用柴胡加龙骨牡蛎汤去铅丹，亦奏效。

实验例

（一）男，年三十岁。六年前罹湿性肋膜炎，勉力医治，约经一年，渐渐轻快，自后健康至今，不自知其有病也。本年三月上旬，耽于麻雀，彻夜留恋，次日右腋下至背部感轻微之钝痛，渐觉倦怠。至四月二十三日，觉头痛与右胸部压重，气分不胜，检温三十七度五分以上。此患者绝对信任余之伎俩，翌朝来院求治。经诊察，为湿性肋膜炎。脉弦而稍散，微有舌苔，食欲不振，体动时有呼吸迫促之感觉，胸肋有苦满之证明，大便一日一行，直腹筋亦无挛急之证明。投以小柴胡汤，逾七日再诊时，自觉的痛苦已全消失，渗出液亦已消散；更七日再诊时，在听诊、叩诊上均恢复常态，服药因此中止。一日出钓于东京湾，操舟中流，遇强风，以全力支持，得庆登岸。来院再诉胸痛，诊察时，又非肋膜病矣。经数日之休息，即复健康云。

（二）女，年三十岁。去春罹肋膜炎，已经一年。诊时，脉搏九十六至，有动悸，胃内无停水，左背下部呼吸音微弱，听诊、叩诊上无大变，有食欲，大便一日一行，月经正调。与以小柴胡汤合桂枝甘草汤，服药三周，微热与动悸均去，渐次得复健康。

（三）男，年二十三岁。罹肋膜炎已经历十月，左胸压迫之感不去，他无所苦。体温平常，有食欲，亦动悸，无汗，大便三日一行，心下部及肋下有抵抗之感，直腹筋不挛急，腹部一体紧张不软弱。与以小柴胡汤合小陷胸汤，服药三周，左胸轻快，知得全治之喜矣。此患者，所谓肋膜炎性愈着也，短时日中能奏伟效，实深自喜。

备考

《张氏医通》

凡咳嗽，面赤，胸腹肋常热，唯手足时凉，其脉洪者，热痰在膈上也，小陷胸汤治之。

第八章　肺结核

肺结核性疾患，在汉医学上有种种病名，如痨瘵、骨蒸、肺萎、肺痨、痨咳、痨症、痰痨、蓐痨、风痨、痨疰、传尸痨、花颜痨、奔马痨、桃花蛙等。

【原因】

本病之病原菌为结核杆菌，但多数为酿脓球菌之混合传染，而尤以连锁状球菌为甚。

本病有一定之补助原因促其传染，大概如次：

（一）体格：短矮方形之人，罹肺痨者少。身长纤弱，苍白，胸廓长狭及其扩张少者，即所谓痨瘵体质之人，易罹本病也。此体质，由于家族遗传者也。

（二）空气：新鲜空气之缺乏者，易促本病之发生也。如终日密闭于工场或生活于作业之室，或呼吸尘埃之人，以罹肺痨之倾向多耳。

（三）身体之抵抗力减弱之状态营养不给，长时间之疾患，焦心苦虑，忧郁及精神兴奋者，亦易增传染之危险。

（四）因肺疾患或其他之疾患，亦容易为结核菌所传染。

（五）年龄十七岁至三十岁之间，多易罹本病之倾向。

本病之原因，可分为原发性与继发性二种。

（甲）原发性肺痨者，独立地发于肺之自脏也，可区别为如次之原因：

（一）空气传染：空气与肺结核菌同时吸入而起。

（二）遗传：往时所谓遗传肺痨，非直接遗传病菌，乃系遗传体质，即痨瘵之遗传也。

（三）食物性肺结核：此因摄取有结核菌之食物而起。

（四）交媾或接吻之传染。

（乙）继发性肺痨者，继发于其他脏器之结核也，如因骨、关节、皮肤、淋巴腺、肠管、喉头、泌尿生殖器结核之继发而起肺结核者是也。而气管枝淋巴腺之结核，往往为肺结核之前驱，尤堪注意。此外，因肋膜炎之继发而起者亦多云。

【症候】

肺结核确诊的依据是咯痰中有结核菌。此外，弹力纤维存在于咯痰之中，亦不可不注意。此弹力纤维因本病而致肺组织崩坏，而其抵抗之力比较强大，故其他物质虽已溃灭，而此弹力纤维犹存其形，而出于咯痰中也。是故咯痰之中，弹力纤维愈见其多者，可以测知肺组织之崩坏愈盛。若肺已形成空洞时期，则可以见货币状痰、球状痰，但此甚少。亦有不吐出咯痰者，此时则不得不诊定其他之症候矣。

本病之经过有种种，摘其要者如次：

（一）大多为潜进性，徐徐而起。发病之初期，往往看过，未能注意。女子初发此病，往往误认为顽固之萎黄病，其一例也。此外，如慢性喉头加答儿、慢性胃肠加答儿、洛伊马基斯性筋痛、关节痛等，皆为肺痨初期之一症也。

有时呈神经衰弱之症状，对于事物处处倦怠，睡眠不安，食欲不振。此际倘轻忽于诊察，往往亦误认为单系神经衰弱之症，而不知实系本病之初期也。

亦有其初不能证明其原因，其后渐次消瘦，成潜进性之肺痨者。其始早晚咳嗽，初为干性，每咳嗽之后，仅隔极短时间则复继发，渐次咳出咯痰。稍稍运动即觉心悸亢进，呼吸迫促，全身违和，轻度发热，夜间尤甚，时时盗汗，妨碍睡眠。其实亦系本病之初期也。

（二）反于上述之潜进症，突然发病者亦有之。即向来健康而就职业，或因身体过劳，或因过酒，或罹感冒，或以精神之大兴奋，俄然咯出血痰者是也。但为数甚稀。大抵在咯血之前，肺上总有多少变化，患者虽有自觉的症状，而不思就医，迨至突然咯血，始惊而乞诊者，故此时往往发现肺已达中等度之浸润者焉。

（三）初发期于甚重笃之热性。其全身症候，则是头痛、高热、舌干、食思缺乏、便通不整、睡眠不安。其状酷似肠窒扶斯之初期。当此之时，诊查胸廓，往往不能认识为肺痨之症候。须经一定期间后，始见本病。

本病之理学检查，先为望诊，观其有无一种特有之体质，即所谓痨瘵质者。凡有此质之人，大抵身长而高，骨骼细，筋肉瘦削，皮下脂肪组织仅微，颜面苍白；椎管运动神经系统有容易兴奋之倾向，稍稍劳动或精神稍稍兴奋，即颜面潮红；皮肤亦呈苍白色，软弱而且菲薄，背部毛细血管透映。颊部呈限划性潮红，此名为消耗性颊红。此消耗性颊红，往往现于肺之患部与患部之一面。与另一面比较之，能显然区别。此因颈部交感神经压迫而来，故从颊部之望诊，亦可以推知病之犯肺也。又，患部方面之瞳孔开大，亦可为诊断之一助，其理由与前同。此外，毛发显著干燥，而且纤细，背部纤毛茂盛；眼目放一种特有之光辉，巩膜呈青白色，眼球往往凹陷，眼睑多印暗青色之晕翳。胸廓异常之长而扁平，前后直径甚小，肋间腔显然之广，胸骨体与胸骨柄之结合部之角度向前方突出，形成所谓罗特维芝克氏角。心窝之季肋角，大多成锐角。肩胛骨之内缘，与胸廓之背面显著离间，其状恰如天使之羽翼，故名翼状肩胛骨。痹间广者，肋间筋羸弱之所致也。肩胛骨离开者，锯齿状筋软弱之所致也。此名痨瘵性胸廓，亦曰麻痹胸。如此胸廓，其所营之呼吸运动甚少，须在深吸气时方能呈健康呼气时之观。

肺结核之局部理学的症候，因病期之早晚而有千差万别。大略可分下之三时期：

（一）初期肺痨：其症候大多现于肺尖，就中来自右面者最多。此种患者之望诊，为呼吸时患部之运动迟徐。叩诊上音之相差甚微，往往难于听取，非熟练者不能。听诊上呼吸音微弱，或呈粗裂，或呈不定性，有时呈断裂性呼吸音；当咳嗽之时，大多在瞬间呈无响性之小水泡音，此所谓肺尖加答儿之症也。但亦有异于上述情形，而起于肺之下叶之肺结核者，此则于诊查上不可不精密者也。

（二）确定的肺痨：初期肺痨之局部加答儿症状已判然者，即可确定为肺痨。其病状更进一步，即能明白其为肺痨疾病。此时患者之肺组织陷于结核性浸润。疾病若在一面者，在深呼吸时，呼吸运动较诸健康之一面为缓慢，呼气延长，屡现气管枝音，且能听取得中等大或小之水泡音。患部之声音，振荡旺盛。

（三）完成期肺痨：此时期肺已形成空洞，故患部陷没，呼吸之际，呼吸运动全无，叩诊时带鼓音。一种特有之所见，即叩诊的音响变换。听诊上有高调之气管音及屡发空瓮性呼吸音，吸气往往锐利，有多数之煮沸性大水泡音，或大水泡音与中水泡音交发。

体温无变化，大多上升。朝晨正常，或在正常以下，薄暮达三十八度乃至四十度，名曰消耗热。此热在确定及完成期之间最显著。屡屡始于恶寒发热，终于发汗。又有朝间与夕间之体温，相差一度乃至一度半者，此种之热名曰亚消耗热。此热见于初期肺痨者为多。亦有在消耗热、亚消耗热之中间，呈几多不定型之热候者。此外，有一日间最低三十六度六七分，最高三十七度三四分者，非用体温计不易明了，因患者决不自诉热感也。此热，初期肺痨之际见之，来于肺尖加答儿症候之时机者为多。此际患者大多神经过敏，些细小事即易兴奋，且自己常有罹重笃病症之苦虑，多数恼恨盗汗（盗汗从夜半至天晓者为多），因之妨及睡眠，心神甚形困惫。此外，胃之障碍，诉食欲不振，恶心呕吐。

肺痨之经过，以上述弛张性热型缓慢进行者为多。但亦有一种名奔马性肺痨者，乃从急性之经过中伴以稽留热。患者多系衰弱者或并发症，一经遭罹，至多二周即死，但如此者亦甚稀云。

并发症分限局性、转移性及衰惫性三种，述之如下：

（一）限局性并发症。最频繁者为咯血。咯血有初期咯血与空洞咯血之分，初期咯血对于生命尚少危险，空洞咯血而血量较多，则易致失血而死，或血液填充于气管惹起窒息而死。又，在本病之经过中所起之咯血，其量之程度亦有种种。

限局性并发症，有与纤维素性或浆液性肋膜炎并发者，出血性肋膜炎则在肋膜结核时见之。

本病之患者，五分之一必发气胸，而水气胸尤多。其渗出之物，以浆液性为最多。气胸原因于剧甚之咳嗽、身体之过劳，亦有起于安静之时者。此因肋膜内皮之直下有干酪性样病灶，穿通肋膜腔而起。其穿通之部位，大多起于肺上叶之下缘或肺中叶之上缘，乳腺及腋窝之间。此时患者突发剧烈之胸痛与呼吸困难。但穿通则由渐渐而起者，不伴显著之痛苦。

（二）转移性并发症。发于诸多之脏器。或起于含有结核菌之咯痰，或起于结核菌从肺脏输送至血管及淋巴管，名为栓塞性者。

喉头、咽头、口腔黏膜及舌之结核性疾患，大多因咯痰潴留于该部，致起结核传染而来。因咯痰误咽，犯及肠黏膜之淋巴滤胞，故形成结核性溃疡也。

血塞性继发结核，除前述器官之外，尚有现于其他诸脏器者，如脑膜、泌尿生殖器、腹膜等。肺痨患者，因结核性脑膜炎或全身粟粒结核而死者甚多云。

（三）衰惫性并发症。厥为恶液质浮肿及衰惫性静脉血塞。此静脉血塞，每发于股静脉内，尤以左面股静脉为多。至其他诸种脏器中，乃由淀粉样变性所致。倘起肾脏之淀粉样变性，则下肢起强度之浮肿。若肠黏膜起淀粉样变性，不能制止时，则诱发下痢。

【疗法】

肺尖加答儿之时期中，应用小柴胡汤及其加减方者最多。

贫血甚，呈萎黄之症状者，当归芍药散、黄芪建中汤、黄芪桂枝五物汤亦兼用之。但黄芪建中汤若久用之，反有病热、恶化之惧。

慢性喉头加答儿之症状，从证可用半夏厚朴汤、橘皮竹茹汤、麦门冬汤等。

慢性肠加答儿之症状，除柴胡剂之外，亦可用生姜泻心汤、甘草泻心汤、黄芩汤、人参汤、大建中汤等。

如患洛伊马基斯性筋痛、关节痛者，应用柴胡桂枝汤、四逆散，或桂枝茯苓丸、当归芍药散。挛急状之疼痛而激者，可用一时权宜之计，与黄芪建中汤或桂枝加芍药汤。余曾诊一右肩背有强急之状，右腹直筋挛急而有疼痛之肺结核患者，与以黄芪建中汤，二帖而见效。此不过一时权宜用之耳，不宜永久服用也。

呈神经衰弱症之症状中，以胃阿笃尼症者为多，屡屡证明胃内停水，此种患者宜用茯苓饮。胃内不停水，易疲劳，盗汗而兼不眠之苦者，应用酸枣仁汤。

酸枣仁汤不限于结核，余对于盗汗、不眠者屡屡用此方，而屡屡收奇效。但有下痢之倾向者，若与此方，反增下痢也。至于分量方面，用时亦宜注意。

初期咯血者，用泻心汤、黄连阿胶汤、桃核承气汤。此外，亦可从证选用麦门冬汤、炙甘草汤、苦参汤、人参汤、甘草干姜汤、柏叶汤等。余曾诊一病，咯少量之血，西医用手术不能止。诊时，发热三十九度余，咽干枯燥，有上气之证。与以麦门冬汤，仅二日而血即止。又，凡发作性剧甚之咳嗽，全身流冷汗，手足厥冷，咯痰有红丝者，与以甘草干姜汤，症状可以速治（咯血可参照"症候"篇"咯血"条）。

往来寒热者，以用小柴胡为定则。日暮时达三十八九度，日晡亦有潮热者，应用小柴胡汤，或柴胡去半夏加栝楼汤。其他如麦门冬汤、苦参汤，亦可用之。身热或烦热者，可用以上方剂及其加减方。结核热者、肋膜炎性者，用石膏配剂之方剂可奏效。肺结核用石膏剂与栀子剂者，比较为少云。又，初期咯血之际，用白虎人参汤亦可奏效。已经形成空洞而咯血者，如用石膏剂，则见效者甚稀。

盗汗，除用酸枣仁汤之外，可应用小柴胡汤及其加减方。

前辈医家，凡遇咳嗽之病，往往配用桔梗或五味子配剂之方剂。但桔梗往往妨害食欲而诱起恶心，或招咯血，滥用者不可不慎也。

病症进行中，从柴胡剂应用麦门冬汤及炙甘草汤之时机为多。凡颊上有限局性之潮红，赤舌或无苔、干燥，咽喉部有枯燥之气味，全身无力，大便多而不畅快，软便少，日一二回，有残剩之意味，感压出之力不足者，麦门冬汤证也。以上症状之外，兼动悸强，呼吸在浅表者，甘草汤之证也。以上二方证对于热之高低、血痰之有无，可不必顾虑。但二方证亦为阳虚证，非阴虚证也，凡有热状而无寒状者用之。

实验例

本病为人人所忌，故患者姓名从略。下揭诸例，均为西医所难治者。至于轻度之加答儿，因无引例之必要，故亦从略。

（一）男，年三十岁，数年前罹轻度之肺尖加答儿。约在两个月前，忽然恶寒战栗，发近四十度之高热。请附近医家诊断之结果，认为流行感冒，与以发汗剂以图下解，不料高热依然在三十九度以上；经过十日，犹为肠窒扶斯，用乌伊达儿检查，反应为阴性；经过十四五日，始出血痰，此时始诊断为肺炎，开始用肺炎之注射与湿布，然而血痰不止，体温依然。加以一方渐次衰弱，于是有人劝入本院，乞治于余。

初诊在昭和七年十月四日。脉稍浮而底无力，近脉不频数，体温三十九度三分，脉搏八十二至，无结核性疾患特有之速脉。舌鲜红中有干固状态，湿不足，因之唾液黏着于舌，致言语不能流畅。咯痰多泡沫，稍稍多量，则出血痰。右上叶微有小水泡音，呼气延长，则右上叶发兹卡声。腹部稍陷没，而少抵抗，直腹筋左右均不挛急。大便每日浣肠则通，所下者为软便。每夜必盗汗，食欲少。

余与以麦门冬汤，翌日血痰止，便自然出；渐次口内濡，全身有元气；十日之后，体温降至三十八度下，渐次有食欲；一个月之后，降至三十七度六七分，盗汗亦止；但入于十二月，三十七度五六分之热不去，咳嗽不止，听诊上仍为小水泡音，因在小柴胡汤中兼用橘皮竹茹汤。前后七个月，渐次体温恢复常态，咳嗽大半去，体重增加，渐渐能起步，自行来院。此时起下痢，腰椎觉痛，已届肺痨去之时期，其肛门起炎，则用权宜处置，投与黄芩加半夏生姜汤、柴胡桂枝汤、桂枝茯苓丸。

（二）女，年二十岁，四年前因肺结核而就医。约一年前，诉腹痛与一日二三回之下痢，医者诊断为肠结核。每一年中，发一二次之大咯血，发高热，平素则有微热之程度。在余初诊（昭和七年十月二十一日）之前约两周间，曾大咯血，心脏衰弱、浮肿、高热、呕吐。医师宣告绝望，放弃投药注射，家人亦相围以待其死，邻人有劝就本院乞治。

初诊之日，颜色带热气之潮红而不苍白，全身有轻度之浮肿，脉搏为二十五至而细，心悸亢进，舌鲜红色，湿而不口渴。右胸下部证明有轻浊音，发现呼吸音极微弱之部分。右腋下淋巴腺肿有一个，腹部无软弱之态，胸胁苦满不能证明，直腹筋挛急，大便二三日一来。咯血已止，咳嗽殆无，右背之肩胛间部发现水泡音，胸部亦有水泡音。月经已两个月不通。

余对于此患者，先用麦门冬汤，次转方用柴胡去半夏加栝楼汤。服后尿利增加，全身之浮肿去，食欲有，大便一日一行，元气次第出来。但夕刻仍有近三十九度之热，颜面潮红，恰如酒醉之状。因从十一月十三日始，兼用桂枝茯苓丸。翌日下痢四次，热亦急下，最高者三十七度二三分。人于十二月，最高三十六度五六分，全身肥满，一见如健康之人。于次年一月之下旬见月经，自后每月调整。此患者月经年无两三回，月经来时必起大咯血，然自每月见经血后，咯血全无，轻热亦无，反觉身体健旺矣。

月经不顺与肺结核，两者有微妙之关系。罹肺结核者，在病状进行中，月经屡屡，但反之，月经逆，显出肺尖加答儿之症状者，用桂枝茯苓丸多有效。又，此种患者月经时期与推定，每月交移者，桃核承气汤证也。经血下，则病自顿挫矣。

（三）此例已命迫旦夕，从昭和七年一月至十一月十七日受西医之投药，其后修得西式强健术，在医学之手中而渐次登上鬼籍，入余手时，已达结核末期，诸证蜂起。然幸能救起，殊足自快。其间经过复杂，详细记述，殊觉不胜其烦。兹述处方之异度，并述当时之症状。

七月一日，投与黄芪建中汤，二帖顿服。此时患者诉卧不得卧，呼吸、咳嗽均不能，右面从肩胛部至腰部疼痛，晚汗甚，右直腹筋挛缩，只能行潜在呼吸，言语断续。西医诊断为心脏衰弱，故注射喷笃棒，因之更形危险。自服黄芪建中汤二帖后，呼吸已不感困难，但同时咽干口燥甚，发热越三十九度，此亦黄芪建中汤之所致。翌日投与麦门冬汤，服后咯痰之排泄亦不感困难，体温亦往来于三十七度至三十八度之间。

七月十六日，诉不眠，因兼用酸枣仁汤。

七月十八日，心悸亢进，呼吸迫促甚。家人认为转归之期已届，咸苦闷不堪，招近邻之医师注射康浦儿。是日与以熊胆末。自后时时有此种情形发作，每发作时，与以熊胆末必奏效。从此日起，中止麦门冬汤，而与炙甘草汤。

七月三十日，兼用三物黄芩汤，因有褥疮故也。续服不满一月，褥疮大半快愈。此时已在八月之末，热度降至三十七度三四分左右，食欲亦有，一般状态颇呈平安之象。

九月十三日，又投与黄芪建中汤，因从七月一日起至现在胸背起痛故也。

九月二十日，来一种无名状之急迫性之咳嗽（咳嗽与哕逆症状有区别），发作时，全身厥冷，流冷汗，不能发言语，亦不能饮水，口腔内有微细之泡沫。此日与甘草干姜汤。自后凡发作时，投与甘草干姜汤则轻快。

此患者左肺浸润，右肺上叶亦浸润。从九月上旬起，病状非常轻快，或能得庆全功。惜乎十一月十七日服药中止，又乞西医治疗，以后则未知其如何结局也。

备考

【本间枣轩之说】

最初日夜咳嗽，见感冒之状者，宜用小青龙汤合麻杏甘石汤。长服之，虽不能根治，但可止一日之咳。日日往来寒热，咳嗽气急，脉浮数，见微痰之症状者，柴胡桂枝汤之证也。胸胁掣痛，起居中觉气息之闭塞者，柴胡枳桔汤为宜。此种情形，类似肺痈，不可不熟察。《儒门事亲》中有"痨行吐法"之语。查疲劳非吐剂之证，唯胸痛甚者用吐酒石得效，而此径云吐法，可知肺病实为最有趣味之病矣。胸痛、喘咳、痰多者，可用栝楼枳实汤、竹茹温胆汤，或在痛处贴发泡膏亦宜。多出盗汗者，柴胡桂枝干姜汤可得奇验。

血虚热多，出盗汗者，与当归六黄汤。最初无寒热而咯血者，凉膈散为宜。痨证已备而吐血者，三黄汤加犀角、犀角地黄汤、柴胡四合汤之合方为宜。长久不止者，用断红饮、花蕊石散、阿芙蓉液之类。潮热、盗汗、咳嗽、脉散等诸证备者，选用缓痃汤、解痨散、秦艽扶羸汤等。治痨之良剂，不过此三方耳。鳖甲为治痨圣药，《杨氏家藏方》中治痨之方，多有鳖甲组入之实验。患痨者多食鳖，自能自愈。虾蟆亦可食用，食虾蟆可愈疳痨，其效能甚著。潮热、咳嗽、声嘎咽干、身体羸瘦、津液枯竭者，养肺汤之主症也，清肺汤亦宜。如前症而咽喉微痛，吐白沫甚多，时时不能离痰盂者，加麦门冬汤或桔梗，或合用泻血散亦宜，又用四阴煎、甘露饮等亦宜。疲劳甚而五心烦热，舌苔黑而干燥，衣被尽欲退者，是极虚中似实之证，所谓真寒假热也，竹叶石膏汤为宜，亦可用滋阴降火汤。久患痨而不欲饮食者，补中益气汤为宜。气血虚耗者，人参养荣汤为宜。

　　大塚按：以上揭《内科秘录》中"虚痨、痨瘵骨蒸"编之说。据今日诸家之议论，虚痨即今日之肺结核。余亦不赞成以虚痨与骨蒸痨瘵并为一谈。枣轩翁云"痨之别名虽多，古名虚痨，《金匮》载其治法"，云云。夫"虚痨"之"虚"，文字上之通称也。若不别其病名如何，将《金匮》之方剂运用于实际，而不问其为虚痨、肺痨，同一视之，不已矛盾矣乎？柴胡枳桔汤者，小柴胡汤方中去人参、大枣，加桔梗、枳实、栝楼仁也。栝楼枳实汤者，当归、砂仁、木香、甘草、栀子、黄芩、陈皮、栝楼仁、枳实、茯苓、贝母、生姜、竹沥也。竹茹温胆汤者，小柴胡汤合橘皮竹茹汤方中去黄芩、大枣，加茯苓、香附子、枳实、黄连、桔梗、麦门冬也。当归六黄汤者，当归、生地黄、熟地黄、黄柏、黄芩、黄芪、黄连也。凉膈散者，大黄、朴硝、甘草、连翘、山栀子、黄芩、薄荷、桔梗也。三黄汤者，泻心汤也。犀角地黄汤者，犀角、生地黄、芍药、牡丹皮也。柴胡四物汤者，小柴胡汤加地黄、当归、芍药、川芎也。断红饮者，大麦、地黄、玫瑰花、甘草也。花蕊石散者，花蕊石入于童便与酒或醋而饮之也。缓痉汤者，柴胡桂枝干姜汤加鳖甲、芍药也。解痨散者，四逆散加鳖甲、茯苓也。秦艽扶羸汤者，秦艽、鳖甲、人参、当归、半夏、紫菀、甘草、柴胡、地骨、乌梅、大枣、生姜也。养肺汤者，人参、阿胶、桔梗、甘草、五味子、贝母、杏仁、茯苓、桑白皮、枳实、大枣、柴胡也。清肺汤者，桔梗、茯苓、陈皮、桑白皮、贝母、当归、杏仁、山栀子、天门冬、麦门冬、五味子、甘草、黄芩、大枣、生姜也。泻白散者，桑白皮、地骨皮、粳米、甘草也。四阴煎者，生地黄、麦门冬、芍药、百合、砂仁、茯苓也。甘露饮者，枇杷叶、熟地黄、天门冬、枳壳、茵陈、生地黄、麦门冬、石斛、甘草、黄芩也。滋阴降火汤者，当归、白术、熟地黄、天门冬、麦门冬、生地黄、陈皮、黄柏、知母、甘草、生姜、大枣也。补中益气汤者，黄芪、甘草、人参、升麻、柴胡、橘皮、当归、白术也。人参养荣汤者，人参、白术、茯苓、甘草、干姜、大枣、当归、芍药、地黄、桂枝、黄芪、远志、橘皮、五味子也。

　　《杂病记闻》痨咳之病，因三焦之膜原年久损坏，不表不里，无上部，亦无下部，病在半表半里少阳之部位，故其药之立意，非疏通三焦不可以治。三焦疏通之药，本草千七百余种中，仅有柴胡、升麻之类数品。病至重而药至轻，是为治痨咳之第一义。《伤寒论》"脏结"条中，舌上白苔滑者难治，其理同也。彼因寒邪不过表而入于里时，其舌白苔而滑，邪不入胃，阳气不入于表也。然则邪何处？曰：入于脏腑中。入于胃则舌上现黑苔而干燥，病虽重，然能投下剂，可以攻击而胜。邪在表，则可以发汗治之。发汗、吐、下之药中，多大力猛峻之品，病重者犹能施疗治之道。但入于脏腑或三焦者，其力已不足，难于当大敌，故不得不用消化疏通之法。凡痨咳而脉数、潮红、盗汗、咳嗽等之症，医家多常用小柴胡汤、四逆散、麻杏甘石汤、麻黄升麻汤、麦门冬汤、竹叶石膏汤、白虎加人参汤、竹茹温胆汤、生脉散、逍遥散、益气汤、柴胡养劳汤、清燥养劳汤、人参养荣汤、柴胡去半夏加栝楼汤。

四物汤之类，所谓应痨咳脉症之方也。此外，脉症之方，其奇验者，尚多杂见于《伤寒》《金匮》《肘后方》《外台》《千金》，以及近世单方、汇编等等。民间之草药，亦有合理者，但不知其理而漫用奇方，或高价之药，徒足害病人耳。此尤不可不知者也。

第九章　心脏瓣膜症

【原因】

后天性心脏瓣膜障碍，为心脏疾患中之最频繁者。其症状有种种，总括之，分为下之二种：

（甲）心脏瓣膜闭锁不全。

（乙）心脏瓣膜孔狭窄。

此两症屡屡并发于同一之瓣膜，且大多不甚显著，不能辨其是甲是乙。

后天性心脏瓣膜障碍，发于左心室瓣膜者最多，尤其在僧帽瓣上屡屡见之。

本病之原因有种种，其主要者为心内膜炎与动脉硬化症。最频者为来于心内膜炎之后，而从急性传染病来者亦多，此中尤以急性关节洛伊马基斯之经过中为甚。此外，瓣膜瘤、肿痛形成、瓣膜破裂、过度之心肌紧张等，亦为本病之原因。

【症候】

（甲）局部的心脏症候。大动脉瓣闭锁不全之主症，为舒张期的大动脉杂音，左心室扩张肥大，桡骨动脉上有速脉与硬脉。

本病患者在数年之间，不诉痛苦，其外之快活不异于常态。此因左心室之筋肉巩固，容易调节血液之障碍，而能保持血液循环之故。

自觉症为不快之心悸动（体动则增剧）与眩晕，颜貌多苍白色，屡屡反复衄血。

大动脉孔狭窄，则起收缩期的大动脉杂音，左心室扩张与肥大，桡骨动脉上显徐脉、迟脉、小脉，颜面是苍白色，往往陷于脑贫血而致不省人事。

僧帽瓣之闭锁不全，则当左心室之收缩期中，血液不能循流于大动脉管内，一部向左心房内逆流。此际左心房受容之血量非常之大，一因肺静脉血，一因逆流之故，致血液充盈，左心房因之扩张，而其壁菲薄，但不显著耳。

因肺静脉及左心室两方所来之血流，相合于左心房内，形成漩涡，故听诊上现收缩期杂音，其性平等，且如吹鸣。又因左心房之壁菲薄，致收缩力乏，而又容受肺静脉及左心室所来之多量血液，致起瘀血症状。

此瘀血症状，延及肺静脉之范围，达于肺毛细管及肺动脉，遂致波及右心室，于是右心室亦因瘀血而起扩张，又欲努力抑制，遂起肥大也。

右心室扩张，在叩诊上，心脏浊音部增大，其右界超过胸骨左线。此际第二肺动脉音旺盛，胸骨体上起强盛之振颤。但右心室之扩张与肥大，在代偿之机能盛时，往往不见。

左心室因本病而努力，血液在左心室收缩期中，从左心室向左心房逆流，在其舒张期时，一面容受左心室正常之血液，同时又容受逆流之血液，于是多量之血液郁积于左心室而起扩张矣。又，在收缩期中，此多量之血液奔出之际，血液不向大动脉内顺流，而向左心房逆流，左心室又不得不努以输送此血量，故结局至招左心室之肥大。

本病在保持代偿机能之间，脉搏正常。

僧帽瓣孔狭窄之主征，为收缩期前杂音，或舒张期的杂音，并右心室之扩张与肥大。此外，则为心窝搏动。心窝搏动之范围甚为广大。

本病在左心室舒张之际，血液从左心房经僧帽瓣之狭孔，向广大之左心室逆奔，形成漩涡，至发舒张期的杂音。此杂音，通例能在心尖部显然听得，右心室移动于前方之时，在心尖部稍左上方可以著明。但音调虽有高时，而传播于其他部分者则仅微，亦不传达于动脉瓣孔，却仅于左方之背部。

本症之杂音，粗糙而不软纯，呈转轮状或凹凸状。

左心室之血液，为狭窄之僧帽瓣孔所隔，致肺静脉、肺毛细管、肺动脉起瘀血状态。波及于右心室，右心室因含容多量之血液而呈扩张，叩诊上，浊音界广延于右方，右界超过胸骨右缘而至左方。

桡骨动脉搏小而紧张力弱，且多不正。

三尖瓣闭锁不全之主要症候，为三尖瓣孔之收缩期的杂音，右心室之扩张肥大，阳性静脉搏等。此阳性静脉搏，在诊断上殊有价值。

阳性静脉搏者，当收缩期间，从右心室逆流于右心房之血液，因心筋收缩之力不衰，致入于两大静脉，故现静脉搏也。

桡骨动脉搏细者，其紧张微弱也。

此外，尚有三尖瓣孔狭窄、肺动脉瓣闭锁不全、肺动脉瓣孔狭窄等，因其稀有，故省略。

（乙）全身静脉瘀血心筋衰弱、代偿机障碍、心瓣膜障碍者，因心脏之扩张与肥大，至一定之度而止，则血液之循环适宜，代偿亦适当；但心筋之力一有萎缩之时，而不能适应，于是代偿机能亡失矣，此之谓代偿机障碍。代偿机一有障碍，遂呈全身静脉瘀血之症状矣。

（丙）栓塞性症状。本病患者于代偿机障碍之外，又形成血栓，屡屡陷于重笃。血栓形成之特征，为俄然发生痛苦。此血栓由于瓣膜之增殖物崩溃，混于血液而入动脉管，因输送于远隔之器官，致作成栓塞也。

脾脏动脉形成血栓，则当脾脏部发剧甚之疼痛，起战栗，患者之颜貌变苍白色，甚苦闷，伴以发热、呕吐、脾脏肿大，压之诉疼痛。肾脏动脉之血栓，亦诱发呕吐、战栗及发热，诉激甚之肾脏痛，屡屡漏血尿。

肝脏动脉之血栓甚稀，其主要症状为强度之黄疸，急激之肝脏缩小。

肠间膜动脉中作血栓，则俄然发腹部疼痛，起腹膜炎，排泄便血。

四肢动脉中作血栓，则位于闭塞的动脉管部之末梢的肢部失脉搏而厥冷，若副行循环之形成不充分时，则该部起坏疽。

脑动脉之血栓，起于左颈动脉之枝流者最多，且常惹起奇儿皮斯氏窝动脉之闭塞。此种患者多失神卒倒，恰如脑出血发作之状，醒觉之后，右侧来偏瘫，多陷于失语症。

网动时之血栓，则俄然起失明。

【疗法】

心悸动、眩晕、衄血、颜面苍白者，用当归芍药散、苓桂术甘汤、桂枝茯苓丸之类。现瘀血症状，浮肿，喘鸣，诉尿不利，心下部证明有痞坚者，与以木防己汤。肝脏肥大、大小便不利者，用大柴胡汤、柴胡加芒硝汤之类。又，肝不肥大，而诉胸胁苦满、大小便不利者，亦应用前方，或从证明苓桂术甘汤、桃核承气汤、桂枝茯苓丸、当归芍药散之类。或兼用，或合方亦可。此外，柴胡加龙骨牡蛎汤，可以去浮肿、动悸、神经过敏、小便不利。此际若胸胁苦满，或胸腹须动，呼吸迫促者，亦可用桂枝甘草龙骨牡蛎汤、茯苓甘草汤之类。

参照"症候与治方"第八章、第九章及"动脉硬化症"条。

第十章 心囊炎

【原因】

本病为分裂菌侵入心囊内，逞发炎作用时所起。而导致分裂菌传染之诱因为：诸种之传染，如急性关节炎洛伊马基斯，或结核、猩红热、败血症；感冒、外伤及消耗性疾患；邻近器官之炎症；本病以外之心囊炎等。

【症候】

本病之症候，以局部之理学的变化为主，全身症状缺如，或甚不定。

纤维素性心囊炎，以心囊性摩擦音为主症。心囊摩擦音之特性为表在性，其性带爬抓状，在心囊搏动期大多断续，完全一致者甚稀。心囊性摩擦音有时甚为显著，手掌可以触知，甚至患者自己能感触其在胸腔之内云。心囊性杂音，大多限局于心囊浊音部，出于此部之外者甚稀。其音幽微，用听诊器压之，方能听得高调之音。又，患者之体位变化，其音调亦变化。若患者前屈，则听诊时其音明了而调高。

湿性心囊炎者，心囊内潴留液体，致心脏浊音部增大，且其形变化也。其病为心脏浊音部上下左右增大，其左界超过心尖，伸至外方，常呈三角形，其尖端向上方，基底部位于下方。

因此心囊内之液重而下降，超过心脏之边缘，潴留于左右，经过久，液体之量增加时，则心尖搏动渐次消失，心音亦幽微矣。

上述本病有干性、湿性二种，其症状出现时，液性渗出物潴留于心囊内，同时形成纤维性渗出物。临床检查之际，能证明心脏浊音部增大，同时有心囊性摩擦音。但液性渗出物量多之时，摩擦音不闻。

患者体温屡屡上升，心脏部有苦闷压迫之感，又往往诉疼痛，脉搏频数而不正，甚至失其紧张。

【疗法】

余对于本病治验例之一。十九岁之处女，已于半年前罹本病，入某医院，医师云无相当之办法，各种用药不效，于是来本院求治。

主症为心脏部有苦闷压迫感，脉搏频数，呼吸困难，有食欲，不口渴，月经自发病之后量很少，尿量亦减少，体温无升降。

叩诊，心脏浊音部显著增大。触诊于左右之下，显然有胸胁苦满之证明，直腹筋左右均挛急；以指压于左肠骨窝之部分，发现颇敏感之部分，有纵之索条物，长约三横指径，阔不满二横指径，所谓桃核承气汤之正面腹征。听诊，不闻摩擦音，心音达极微之程度。

舌有淡黄之苔，见于根部，脉沉细数而结代，大便隔日一回，形硬。余以大柴胡汤合枳术汤为主方，兼用桃核承气汤，患者连服一周后，自觉痛苦已轻快，尿量非常增加，胸胁苦满减轻，心脏浊音亦缩小，脉搏之频数渐去。一个月之后，自觉的呼吸迫促及其他之症状完全消散，此时全身现浮肿，下肢尤甚。于是时行一权宜之计，投与木防己汤，二周之后，更续服前方。于是患者月经恢复如常，一切异常症亦全无矣。

第十一章　脂肪心脏

【原因】

脂肪心脏以肥胖者为多，过食与运动不足亦屡为本病之诱因。

【症候】

有脂肪心脏之患者，心脏部诉狭窄压迫之感，常恼胸内苦闷。又，在轻度之身体运动及精神兴奋之际，心悸亢进，呼吸迫促，眩晕，及一时性失神。病势进行，则夜呼吸迫促，打破好梦，苦恼不可名状，所谓心脏性喘息也。

心脏浊音部增大，尤以向右方为著。

疾病恶化，则呈心脏衰弱之征，导致全身之静脉瘀血而死。

【疗法】

脂肪心脏者，大部分为实证。如脉沉微而见阴虚证者，用药大抵失败。其实证可从证用大柴胡汤、大小承气汤、木防己汤及其加减方、桃核承气汤、大黄牡丹皮汤、大小陷胸汤等。

第十二章　食道炎及食道狭窄

一、食道炎

【症状】

临床上殆不示何等之症候，但或在咽下之际诉胸骨部之疼痛，有时感灼热，有时呈咽下困难。

【疗法】

撰用栀子豉汤、栀子干姜汤、生姜泻心汤、旋覆花代赭石汤、小陷胸汤等。饮酒甚豪之人，往往感食道灼热及咽下困难，此际大抵可用栀子豉汤治之。尝有一十二岁之少年，于正月中吃烧饼，因吞食非常灼热之一片，致起食道炎，咽下作痛，与以栀子豉汤，二日而全治。若伴以吞酸、嘈杂等胃之症状时，可用生姜泻心汤、旋覆花代赭石汤、小陷胸汤等。

二、食道狭窄（附：食道癌）

【症候】

有良性、恶性二种。良性者，由于食道之慢性溃疡、药品之腐蚀、异物之误咽及从食道外之压迫而起，如起于甲状腺肿或动脉瘤等是也。恶性见于食道癌之际。

本病症状为：咽下困难，吐逆，或食道之一定部位有梗阻感等。狭窄甚时，仅得通流动食物。癌肿时，往往患部诉疼痛，或压迫回归神经而起麻痹，致来声音之障碍。此外，陷于恶液质者、衰弱日加者，以及他部之癌肿者同此。

【疗法】

在食道癌之患者，与以旋覆花代赭石汤，可得非常良效之成绩。余曾诊一五十八岁之男子，往诊时，已呈衰弱，渐渐不能起床之状态。主症为剑状突起之下端感疼痛，且觉咽下困难，可成噫气之状。便血已不止半年，贫血甚，有心悸亢进与息切，时时吐出黏稠之黏液，吐时食物往往随之而出。自投旋覆花代赭石汤之后，翌日而疼痛去，三日而血便止，一月之后得在庭中散步矣。目下仅有时感咽下困难，别无他苦，但后果已全治与否，则将俟诸异日而知矣。

备考

道友木村长久君，对于西医诊断为食道癌之症，引用名古屋玄医之利膈汤，短时日中，完全治愈。利膈汤者，半夏、附子、山栀子、甘草、生姜之方也。

《杨氏家藏方》中有二气散之方。二气散者，即《伤寒论》之栀子干姜汤也。此方之主治云："二气散者，治阴阳痞结，咽膈噎塞，状如梅核，妨碍饮食，久久不愈而翻胃者。"其病证，实相当于今日之食道癌也。

第十三章　胃加答儿

一、急性胃加答儿

【原因】

本病为日常频繁之疾病，其主要之原因，为饮食不摄生也。如过量之饮食、冷热失度之食饵、咀嚼之不充分、腐败食物之摄收等，均为本病之主要原因。

【症候】

本病之症候中最主要者，为食思缺乏，与心下部感压重、膨满。患者频频欲食香气高之盐味食物，口渴甚，目击食物，心中已发生某种想象而恶心起矣。此外，为屡发呕吐，甚至有吐出胆汁者。

中等度之加答儿症，则屡屡发嗳气、吃逆，排泄酸味之气。

此外，酸性之胃内容物有时逆流于食道内，胃部或食道下部起灼热之感，此之谓嘈杂。

局部之触诊，觉胃部膨满，压迫之发疼痛，且往往诉该部之紧张感与压迫感。

胃液中盐酸缺如，含有多量之黏液。胃之运动力减弱，食物久久停滞其内。

舌现舌苔，放不快之口臭，患者诉糊状之味觉。

大便不畅，或秘结，或下痢。尿利，残少。

疾病之中等者，不见全身症状。患者感全身倦怠，诉轻度之头痛，体温三十七度五分左右。重症则全身感强度之倦怠、头痛、眩晕，发三十八度之热。

二、慢性胃加答儿

【原因】

本病之原因有种种，约其要，不过次之五项：

（一）食饵摄取之不良。

（二）不良之齿牙。

（三）滥用酒精，吃烟过度。

（四）因胃之瘀血状态后诸种之疾患。

（五）其他之胃疾患。

【症候】

本病之症候与急性胃加答儿同，但其状不急激耳。大多为食思缺乏，但有时起极甚之善饥症，且屡屡欲食有香气之刺激性食物。

口渴之来，亦较诸急性症为稀。舌多被灰白色或褐色之苔，患者诉屡屡有糊状或腐败状之味觉，又屡屡放不快之臭气，唾液分泌往往亢进。

此外，诉不快之嗳气、呃逆、嘈杂，嗳气从胃中出，有酸味之臭气。患者胃部诉膨满紧张之感，时时觉痛，甚者起激烈之疼痛。

呕吐亦较诸急性症为稀，吐物放酸性反应之脏臭。此与其谓为由来于盐酸，毋宁谓为来自乳酸。

饮酒之人，屡屡在晨间呕吐，吐出唾液状物质。

从望诊上，觉胃部膨满，压之发疼痛，亦有不少放轻度之振水音者。

胃之运动力减退，因之食物久久停滞胃中，胃黏膜之吸收作用亦缓徐。

便通不正，大多秘结，下利者甚稀。尿之量减而浓厚。

患者之营养状态渐次减退，若不与胃弛缓症并发者，则保存营养之时间稍久。尤其在饮酒之人，因脂肪沉着，外观不甚羸瘦。

此外，患者往往起精神之异状。嫌忌与他人谈话，思考力缺乏，不欲就业，自己对于生趣绝望，强迫观念屡屡袭来。其他，则头痛、头部之搏动及头内朦胧之感，尤其屡屡有眩晕之苦恼。此种苦恼，特称之曰胃性眩晕。又，或发心悸亢进，心脏运动不正，心窝苦闷狭心症，或起喘息之发作。

【疗法】

不问急性、慢性，凡无食思，心下症有压重膨满之感，有呕吐之倾向者，与半夏泻心汤。吞酸嘈杂时，用生姜泻心汤。嗳气甚时，与旋覆花代赭石汤。舌上现舌苔（大多灰白色或淡黄色），而放不快之口臭者，撰用以上之方剂及甘草泻心汤等。发热而诉全身倦怠者，用小柴胡汤、大柴胡汤、泻心汤、承气汤类。饮酒之人，早晨呕吐者，多用生姜泻心汤、小陷胸汤。

若振水音著明，伴胃阿笃尼症，或胃扩张之症状者，用茯苓泽泻汤、茯苓饮等。

起精神异常者，从证用以上方剂之外，并可用苓桂术甘汤、苓桂五味甘草汤、半夏厚朴汤。

呕吐剧烈，饮食物不能受入时，先用小半夏汤、小半夏加茯苓汤。若宿食充满胃中不下，呈微微欲吐之状时，与瓜蒂散，即可吐出。若进食鱼肉，停滞胃中而不消化，又不能吐出时，与橘皮大黄朴硝汤。

实验例

急性症容易治愈，亦可引用症之治验。下举之例，曾登载于《古医道》杂志，兹再采录之。

（一）小石川表町，某氏夫人，年三十一岁。数年来，在慢性胃加答儿诊断之下，历访帝都之病院，荏苒光阴，迄不能根治。千思万想，思及汉法医药。其夫尝忆牛迂区横寺町有浅田氏，因往访之。人云：浅田氏早已物化，其邸亦已化为灰烬；近邻只有德宗，乃西医，非汉医也；唯逢坂下有汉医，但不甚知其技术。于是伴同夫人叩余寓居。

昭和七年八月十四日初诊。全身稍淡黄褐，赢瘦，脉沉，舌根部有淡白之苔，稍干燥。上腹部陷没，腹部一体有膨满之感，压之诉钝痛。同时诉恶心，食思殆无，好冷饮，头重极，大便三日一行，尿量亦少，胃部证明有轻度之振水音，心悸、眩晕之症状无，月经条理。因投与半夏泻心汤。

同年十月二十四日复诊。前投与半夏泻心汤，每日服之，迄今从未有一日之间断，以上之症状痊愈，体重增加，一如昔日。

（二）芝区新桥，某男，年四十三岁。头重，多梦，不眠，心悸亢进，感疲劳、胁迫等之神经症状，于昭和八年二月十四日叩余门求治。诊其脉，沉中带弦，舌为厚之白苔，无食思，胃部有压重之感，下腹有钝痛，大便不正，胃中证明有振水音。

此君自诉在京帝国大学真锅内科诊治半年余，其间有梅毒之疑，曾在槐氏反应器检查之终为阴性。目下就山下红疗院之治术，头痛稍稍轻快，但其效果只见于当日，终不能根治云。

余因与茯苓饮合半夏厚朴汤，服后数日，大便调整，食思稍有，头部亦见爽快。继续服至同年七月十二日，以上诸症得完全消散。

备考

【本间枣轩之说】

《内科秘录》"伤食"之条曰："治法，仲景之疗法，其毒在上焦者与瓜蒂散，在下焦者用大承气汤。"予从先师南阳之遗法，专用中正汤。若毒深者，投草兵丸、备急丸、紫丸之类，先取其快利，然后与以前方。吐下之后，右胁下急结者，用柴胡汤为宜，发黄者加茵陈汤。伤食之后，脾散而消化不良，微微饮食，便觉心下饱闷而无饥饿之感，致出噫气、吞酸等者，加味平胃散为宜。

中正汤者，半夏、术、藿香、橘皮、干姜、厚朴、大黄、黄连、木香、甘草也。加味平胃散，参看"胃扩张"条。草兵者，巴豆、杏仁、百草霜也，即走马汤加百草霜也。

【有持桂里伤食之说】

伤食之治法，只有吐、下二法，其中加以消导（消化之意），平胃散与枇杷叶汤之类。消导之药也，行吐、下之二道中，从吐之变，变而为下；或行吐而仍不吐时，则行下，但决无从下而变为吐者。若伤食而与下剂，仍属不下，致烦闷极甚者，用针灸、熨法为宜。熨法有种种，凡腹内鸣、噫气，或矢气、泻下为始之疾患者，熨法于回春中行姜熨之法，即煎生姜之汁以熨之法也。又，日本有葱熨之法，即葱之汁以熨之法也。葱熨、姜熨俱有功效，予因节省麻烦，用滚沸汤熨之，亦收同一效果。此等熨法，不但可用于寻常之伤寒，在霍乱时，与以备急丸、走马汤之类而

犹下，所谓挥霍缭乱之际，行此法亦可以助药力之
速下。

大凡伤食者，已于吐、泻后，发热、大渴引饮者，
宜与平胃散之类，不可用解毒剂中之白虎汤或猪苓汤
之类。

大塚按：如此情形之下，予等大抵运用小柴胡汤。

瓜蒂散　盐汤

凡多食而不消化，心腹坚满而疼痛者，可与盐汤。
此方之成分，每盐一合，入水三合。先将药锅置于火
上，使热气通彻，然后将盐投于锅内，趁热投水煮之，
一二沸之后，锐意顿服，以得吐为度。若不吐，则用
手指探入喉中，必吐出矣。

《千金方》云："此法大有效果，为俗人浅近之
法。鄙而不用者，待死之道也。"凡逢此病，即刻先用
之为宜。凡仓促之间，难于辨药之时，顿服极咸之盐
汤一盏，其效较瓜蒂散为捷，而甚方便云。

大承气汤

枳实大黄汤

小承气汤加槟榔、甘草。

桂枝藿香汤

桂枝、藿香、槟榔、木香、缩砂、茱萸、莪术、
甘草。伤食之症轻，无吐下之必要者，以不用此方

— **169** —

为宜。

平胃散

苍术、厚朴、陈皮、甘草、大枣、生姜。

此方为消导之剂，或可加莎草、缩砂、木香、藿香之类。倘水谷停滞，可加神曲、麦芽。鱼肉伤，可加山楂子。面类伤，可加杏仁。生冷瓜果伤，可加桂枝、干姜、附子之类。

按：此方为宋代以后之新方，然凡造诣古圣之方域，与古方柴、桂汤为用之广，堪称伯仲。此方之症，食不消化，心下痞塞者用之。又，吐下之后，食毒未全尽者亦用之。

香砂六君子汤

人参、苍术、茯苓、甘草、半夏、橘皮、香附子、藿香、砂仁。

大腹

上腹有伏筋之状，筋通任脉者，脾胃虚也。此其人者，必平生泄泻、下痢，或不食，或饮食过度者也。宜调理脾胃，其中有建中、理中、六君子之类。此症切忌攻击，若误攻击，则咽喉干燥或渴，诸证从此生矣。

养脾丸

理中汤加茯苓、麦芽、缩砂、大枣、生姜。

附子理中汤

理中汤加附子。生来羸弱之人，食毒未达内，不吐下则痛者，此时若用下剂，痛反加剧，与以此方，则愈，方可吐下而食毒去，此活变之法也。

大塚按：此时与大建中汤，则吐下屡屡轻快。此为余之经验。

四顺汤

四逆汤加人参。

四逆汤加猪胆汁汤

吴茱萸汤

《良方》吴茱萸汤

吴茱萸、木瓜、食盐。

以上四方，为治霍乱即吐痢之剧者及霍乱转筋之剂，详情请参照"霍乱"条。

人粪汁

土浆同地浆也，掘地作坎，其中沃以水，搅浊之，待其澄清而饮之。

大豆

浓煮汁。

以上三方，治食诸菌之中毒，飞乱欲死之方。

葛根黄连黄芩汤

能解酒毒。

— **171** —

玉穗汤

荆芥、橘皮、山楂子。食鲣之类而中毒，头痛，寒热，面红肿，或身生赤斑等麻疹者，用此剂治之。

龙生丸

石硫黄、胡椒。用以上二味糊为丸，白汤送下，每服五七粒。

此为鱼村翁之试用方，余亦屡屡试用，甚有功效。用此丸则吐可早。

第十四章　胃溃疡

【原因】

考本病之病理的原因，有种种不同。大凡健康之时，胃组织之抵抗力强，且血液有阿尔加里性反应，能中和盐酸，胃黏膜上不起变化。但一旦黏膜之一局部蒙侵害，血行障碍，盐酸在该局部逞其作用，以致胃组织之抵抗不足，遂为本病。

幼儿罹本病者甚稀。

兹举本病原因中之重要者如次：

（一）萎黄病及贫血，屡屡为本病之一原因。萎黄病者，胃组织之抵抗力弱之故也，由此而呈胃酸多之症。又有血色素障碍而起之说。

（二）摄取过热之食物，亦为本病之诱因。

（三）胃部之外伤，亦屡屡为本病之原因。如打扑之伤、强度之呕吐，多易起本病。

（四）传染病，尤以肺结核及梅毒最易发本病。

（五）从大火伤而来之本病。此恐系赤血球①之分解，或血小板之栓塞，或胃黏膜血管之闭塞而来。

（六）摄取有害食物之食饵，亦促本病之发生。例如淀粉性食物之摄取过度、酒精之滥用等。

【症候】

本病之症候中之最紧要者，为胃出血。胃出血时，大多吐血，其吐出之物质呈褐赤色，一部分混凝固之残余食物，呈酸性反应。其吐出之量有种种，量微者，患者无异常之经过；量多者，患者之颜面变苍白色，脉搏微弱，呈重搏性，心音幽微，呈收缩期的杂音，心室扩张。此外，有排泄蛋白尿，下肢或颜面现轻度之浮肿。又，脑贫血之结果，如眩晕、耳鸣、难听、黑视、眼火闪发、心悸亢进、呼吸迫促、人事不省等。甚者起间代性痉挛，遂至于死。有时在胃出血之后起盲目。其他，在胃出血之次，排泄黑色之粪便。

胃痛亦为本病重要症候之一。大多来自发作性，限局于一局所。进食之后，骤然而起，而在摄取消化

---

①　赤血球：即红细胞。

食物之后，其痛尤甚。触诊胃部，在发作性疼痛部位，诉限局之疼痛。但本病之疼痛，起于胃内容物之存在之时。倘胃中完全空虚，则溃疡并不发痛，仅胃部感觉有不快之钝痛。胃痛之性状亦有种种，或如灼热，或如刺，或如钻。又，其痛虽限局于一局部，但亦放散至胸部、上膊、脊部。

呕吐亦屡屡频发，大多与胃痛之发作同起，暖气、嘈杂亦往往为兼见之症候。食欲大多无障碍，但因恐怕摄取食物后起疼痛，遂致嫌忌食物，口渴增进，舌呈滑泽之赤色。

【疗法】

胃出血者，选用人参汤、柏叶汤、泻心汤、桃核承气汤、炙甘草汤。（参照"吐血""下血"条）

本病患者于吐血之外，大多呕吐，诉胃痛。厚味之药物，胃中大多不能容受。在呕吐之时，先用甘草汤或大半夏汤。若呕吐与胃出血同来，舌呈赤色而滑泽，胃部膨满，感轻度之胃痛，吞酸嘈杂强者，用旋覆花代赭石汤，屡屡能奏伟效。

第十五章　胃癌

【原因】

胃癌之原因，今尚不明。而胃黏膜之刺激，如慢性胃加答儿、胃溃疡、滥用酒精等，实为本病之诱因。

本病在癌肿之中约占半数，尤在四十岁至七十岁间，最易犯本病。

【症候】

自觉的局部症候，为癌肿之所在部。初期胃癌，呈轻度之消化不良症状。即患者诉食欲不振，稍进食物，胃中即感膨满压重之苦恼，发嗳气，吐出之气，放腐败性之臭味；或食后嗳气，时时胃痛，但痛之程度不及胃溃疡之剧甚。癌肿从幽门出来时，胃部感痉挛性之蠕动，殊觉不安。呕吐屡来，吐出之物，初期不过为不消化食物之残片，病势进步则呈污秽之暗赤色，甚至放不快之臭气。

癌肿显然增大后，其时大之动脉管破裂，致起大出血，倏忽致死。

食欲随病势之进步而日益减，但有时反食欲亢进。

大便之秘结，但在末期反起顽固之下痢。

他觉的局部症状，初期中不呈特别之变状，病势进步，在望诊上，能望见菲薄之腹壁有限局性之隆起，此即癌肿也。当呼吸之时，则上下动。若胃之小弯上起癌肿，则在吸气时，季胁下显然可见。幽门癌则同时呈胃扩张，其时见心窝部一体膨大，胃之下界有弓状现出于脐窝之上方或下方。

舌现灰白色或褐黄色之苔，常干燥，有时完全无舌苔。

病势进行，则全身营养障碍渐次增进，患者衰弱之度逐日增加，皮肤呈苍白色而干燥，皮肤之弹性减退，皮肤上生多数之小皱襞，皮下脂肪组织亦瘦削，筋肉之营养亦大损害，呈所谓癌肿性恶液质之状。

【疗法】

恩师汤本求真翁尝于《古医道》杂志上报道诊断南大曹博士之胃癌，用小柴胡汤、大建中汤、当归芍药散之合方，于短期间完全治愈。余亦曾诊断南大曹博士之幽门癌，始与茯苓泽泻汤，而胃扩张之症状去；后与旋覆花代赭石汤，而一切自觉之症状消失；一月余，体重增加。此时患者口渴强，有胃内停水之著明，便秘，尿量减少，屡屡吐出饮食物，呼吸诉迫促，幽门部诉压痛，触之有肿瘤。余先考主诉胃痛、呕吐，屡屡与半夏、地榆二味之煎剂。此法在药物之厚重中，却不受容而愈，且时时奏效。

备考

下项引用《内科秘录》"膈噎"条之治法。因当时之所谓膈噎，与今日之胃癌或食道癌名称虽异，而实相同。其间虽稍有差异，然大体相同。

【本间枣轩之说】

此固为不治之病，药饵当然亦不奏效，但如其原因为痼，及起于四十岁以前者，百病之中往往能救二三。名古屋玄医之利膈汤，在《伤寒论》"栀子豉汤"条中云"胸中窒者"，以此为本，是主药为栀子也。先师枳园高阶先生，用利膈汤或栀子豉汤，均有奇验。予用半夏泻心汤，亦常收效，但亦有不能全治，暂苟延其命者，予虽常欲推究古方奏神验而终不可得。故后世有人逢到膈噎难症，往往谨投古方，坚守"百中求一生"之议者焉。

名古屋玄医之利膈汤，为半夏、山栀子、附子、甘草、生姜。而枳园之利膈汤，为茯苓、半夏、橘皮、甘草、苍术、干姜、吴茱萸、牡蛎、生姜、栀子。

《识病捷法》

桃核承气汤，治噎膈（与膈噎同）积血有效。

《锦囊秘录》

周扬俊云："余每借用代赭旋覆汤（旋覆花代赭石汤）治反胃、噎食（饮食后呕吐之病）、气逆不降者，有神效。"

第十六章　　胃扩张

《金匮要略》云："朝食暮吐，暮食朝吐，宿谷不化者，名曰胃反。"胃反与胃扩张相当。又，翻胃、反胃之义，与胃反同。

【原因】

胃扩张者，胃腔后天性扩大之症也，常伴以胃内容物之蓄积与发酵。其原因类别为下之五种：

（一）幽门狭窄。

（二）食物过大之充盈。

（三）胃壁之疾病。

（四）由于神经作用之胃筋纤维之衰弱。

（五）邻近器官与胃愈著之时。

【症候】

本病检病方法中最简便而正确者，为用碳酸气膨胀胃之一法。其法，将酒石酸一茶匙，以一盏水溶解之，将此咽下之后，即用碳酸氢钠一茶匙，溶解于一盏水中摄取之，经过一二秒时，胃部膨满。望诊上既能见本病之存在，而在叩诊上则发空气枕状之鼓音，大弯达于脐下，听诊上沿大弯能证明有小水泡性刺芝曳儿。

又，患者在早晨空腹时起立，饮二杯或三杯水，则叩诊时有胃弛缓症，其浊音界每移动于下方。胃扩张患者之胃之境界，一般增大。健康之人，其大弯在脐上一横指至二横指之间。有胃扩张病者，则大弯达脐部以下，甚至有达膀胱部者；胃之左界达于左侧前腋下线，右界越右侧副胸骨线而及于右方；胃之小弯向下方沉下，肉眼能目击之。

胃之大弯虽达于脐下，而侧部之胃界则无异于常时者，此非胃扩张，乃胃下垂症也。又，胃部之境界，左右上下均扩张，而为先性之巨大者，则不能认为胃扩张症。

本病用指头冲击患者胃部时，有强烈之振水音。呕吐不频，但一次吐出之量，带多量之强酸性，更带刺激性之臊臭。此外，患者往往诉酸性之嗳气及吃逆、嘈杂，胃之运动微缓，舌无苔，多带赤色，屡屡诉烦渴，尿量减，大便多秘结。

【疗法】

茯苓泽泻汤证最多，其他如茯苓饮、五苓散、吴茱萸汤、生姜泻心汤等亦可用之。

实验例

患者五十八岁，男子。二十九岁时罹脘疽①，长期入院治疗，前后八年，失去数个趾指，渐次病苦。自后罹胃扩张，因气候之变或饮食之消长，依然不能痊愈。每年初夏时候，病势恶化，屡屡并发脚气病。

主症：腹满与呼吸迫促，口渴甚，舌苔白，大便秘，尿量亦少。一日吐一二回，其量颇多，每次近一面盆，吐后腹满去，呼吸平静。胃内有停水，嗳气，腹中雷鸣，耳鸣不绝，低声不闻，脚力颇弱，甚疲劳，尿中证明有糖，医师云胃扩张并发糖尿病之症也。

---

① 脘疽：疑为糖尿病。

投与茯苓泽泻汤。患者不努力进药，稍稍轻快，药即暂停，缓一二日再投药。荏苒二年，近诉耳鸣尚有，至其他症状，已大半消散矣。

备考

【本间枣轩之说】

反胃之症重者，第一用减谷法。少进饮食，则脾胃虽衰弱，尚能消化也。又，腹中不惯之食物、珍奇之物，消化较难，故宜专食稀粥等易消化之物品。多饮药则起药烦，故一帖之药宜于一日中分二次服之。药方先用生姜泻心汤、理中汤，不效时用化食养脾汤、香砂六君子汤、加味平胃散。若吐稀粥者，可以上列诸方吐。其有不纳而微渴者，用茯苓泽泻汤、五苓散、小半夏加茯苓汤。

所谓香砂六君子汤者，人参、术、甘草、半夏、橘皮（六君子）、香附子、藿香、缩砂也。化食养脾汤者，六君子中加砂仁、神曲、麦芽、山楂子也。加味平胃散者，术、厚朴、橘皮、甘草、神曲、麦芽、山楂子也。

《时还读我书续录》

苓桂甘枣汤治游囊证（胃扩张）累年不愈，心下痛，吐宿水者，甚验。

第十七章　胃下垂及肠下垂症

【原因】

有先天性，有后天性。先天性者，生来虚弱，有细长之胸廓（即上腹角之锐角之强音），或贫血性，同时胃之运动力薄弱者为多；后天性者，因分娩后之腹筋弛缓，或腹内脏器起慢性之疾患而发。本病单属胃之下垂者甚稀，往往同时伴以腹内其他脏器之沉降。

【症候】

无一定之症候。自觉的症状中而最多者，为便秘与神经性状，即头重、眩晕、耳鸣、心悸亢进、不眠、疲劳倦怠等，胃部有压重膨满之感，食气不振，嗳气、嘈杂等症，此因荣养障碍之故。

【疗法】

本病诉便秘者，所谓阳实证之便秘，非下剂之适应证，却先用收敛药，如芍药或止泻有效之黄芩以为配剂，便通自佳。又，胃阿笃尼症①同时来者，用所谓温药，自能便通。本病之患者，屡屡诉小便频数，苟大便调整后，则以上自觉的症状自能渐次消散也。

---

① 胃阿笃尼症：即胃紧张力衰弱症。

　　本病常用之方剂，为小柴胡汤、半夏泻心汤、甘草泻心汤、生姜泻心汤、茯苓饮、大建中汤等。胃阿笃尼症并发者，用"胃阿笃尼症"条所揭之方剂。

第十八章　胃紧张力衰弱症 胃阿笃尼症

【原因】

来自先天性与继发于其他之胃疾患。

【症候】

　　自觉的症候，感胃部膨满者最多。食欲虽有，但稍稍摄取食量，即有充满之感。此外，嗳气，感腹部无力、头重、眩晕、耳鸣。他觉的症候，胃部有振水音。

【疗法】

　　诊断本病的重要手段，是切脉。凡阿笃尼之病状显著者，其脉散弱，轻者脉亦较长。故在切脉时，已可预知胃内有无停水矣。阿笃尼症者，胃内停水之症也。

　　本病在《伤寒论》为痰饮，用温药以温通之。与温药以刺激，则胃之筋肉有紧张力，胃内停水可以驱逐，故从证宜苓桂术甘汤、茯苓泽泻汤、吴茱萸汤、茯苓饮、大建中汤、真武汤、人参汤等。

第十九章　胃酸过多症

【原因】

本症为日常屡屡遭遇之疾患，二十四岁至四十岁之壮年罹之，尤以男子为多。诱因为精神之过劳或忧郁等。此外，如慢性肠疾患、胆汁分泌障碍、生殖器障碍等反射引起，或过饮酒精、吃烟过度、多食香料等，多易起本病。

【症候】

本病通常发于徐徐，自觉症为胃部感不快，压重，吞酸嘈杂。大多诉疼痛，疼痛起于食后二三小时或空腹时，摄取少量之食品则暂时缓和。嘈杂与疼痛，尤多起于摄取硬固之食品及野菜，与失咸味之强者。残渣之多者，口内上升酸性液。此外，诉便秘、口渴。

【疗法】

生姜泻心汤、旋覆花代赭石汤、柴胡加龙骨牡蛎汤、小陷胸汤等，选择用之。

第二十章 肠加答儿

一、急性肠加答儿

【症候】

本病之症状，视所犯之局所、炎症之广狭而异。

大肠上起炎症则起下利，小肠上起炎症则不下利。又，回肠与结肠同时冒者，曰回结肠炎。因回结肠炎而致肠管之运动旺盛，肠内容物速速输送于肠管内，同时肠内容物因分解而产生之气，蓄积于肠管内，致腹部膨大，成为鼓肠，故起肠鸣。此气之排泄，即为甚臭之放屁。在放屁之先，大多腹痛。下利时，屡屡伴里急后重，粪便呈褐色、黄色、绿色或灰色，带极稀薄之水性，其臭气亦强，粪便中混黏液或血液。下利一日十数回，或数十回。患者诉全身倦怠，增口渴，压其腹部则觉疼痛，尿量减少。

直肠炎则便意频数，里急后重，排便时诉疼痛与肛门之灼热。

二、慢性肠加答儿

【症候】

慢性炎症最常现之部分为回肠及结肠。

慢性回结肠加答儿，便通，多不整，屡屡起便秘及下利，便中混多量之黏液。此外，诉腹鸣、鼓肠、腹痛等，与急性症之情形同。

本病之经过中，大多无热，但其营养显然障碍，筋肉瘦削，形容枯槁；又往往精神异常，或诉眩晕、心悸亢进等。

慢性直肠加答儿与急性之情形同，亦诉里急后重，大便往往失粪性，以黏液为主，有时挟血液。

【疗法】

急性大肠加答儿之初期，与葛根汤，发汗后大多顿挫。习惯性每年起一二回大肠加答儿，西医用肠洗涤之手术，最短期间亦非一个月以上不能全治；若与葛根汤以发汗，则数帖之药即可气振而痊愈。"出汗能愈肠加答儿，实属不可思议。"此近人之语也。其实非不可思议也。汉医往往用侧面攻击，或背面攻击之术，以冲病敌之虚，一举而歼灭群魔，与西医之专用正冲突，毫无奇策者不同。中神琴溪曾用治一般风邪之药之桂枝汤以愈肠加答儿，浅见莫知其所以，竟有认为迷信的行为者，其中可以深长思也。

回结肠加答儿，诉腹鸣、鼓肠、腹痛下利者，与甘草泻心汤。若腹痛强，而下利亦甚者，用黄芩汤。呕之状增加者，与黄芩加半夏生姜汤。若不里急后重，呈所谓水谷不分离之水泻下利者，可用猪苓汤、五苓散、人参汤等。

腹痛，里急后重强，便中有脓血，示狂烦之状者，用桃核承气汤。里急后重，肛门感灼热者，用白头翁汤。虚甚者，与白头翁加甘草阿胶汤。

病久，体力虚衰，肛门不收，大便流下者，可用赤石脂禹余粮汤、桃花汤之类。

若脉沉微、沉迟弱或浮虚，而微恶寒，不热，完谷下利者，与真武汤。此外，急性加答儿之际，宿食残留于体内者，亦用大柴胡汤、大承气汤等。

参照"下利""赤痢""霍乱"等条。

第二十一章　盲肠炎

汉医之肠痈，与西医之盲肠炎相对。

【原因】

本病大多俄然而起，右肠骨窝上形成剧痛与急性之肿疡。其炎症单在盲肠者，名盲肠炎。在虫样突起上者，名虫样突起炎。又，限局于盲肠及虫样突起之浆膜上者，名盲肠周围炎。

虫样突起炎者，粪便堆积于虫样突起内而硬固，形成所谓假性粪石，刺激该部之壁，则其上起炎症及坏死。但此炎症若传播于邻近腹膜，则起盲肠周围炎。

盲肠周围炎最频繁之原因，为虫样突起炎。此外，如子宫周围炎、喇叭管炎①、卵巢炎等，亦为此病之诱因。

盲肠炎之原因主在大便秘结者，名滞粪性盲肠炎。

【症候】

盲肠突起炎及盲肠周围炎者，右肠骨窝起突发性疼痛，其甚时，轻按之亦诉剧痛。腹部大多膨满，包藏多量之气于肠管内，屡屡右肠骨窝上起强度之膨隆。触诊时，初期腹壁一体紧张而强，抵抗甚，但右肠骨窝上无肿疡之状。

自觉的症候，除上举之外，诉呕吐、嗳气、嘈杂，食气消失，增烦渴，舌被淡黄白之苔，至往往放口臭，大便多秘结。初期中排泄水样便，尿量减少，其色暗赤，热度往往在三十九度至四十度。

本病之并发症如次：

（一）广泛性急腹膜炎。此为最危险之症。腹壁一体，诉疼痛、膨大，脉细数，体温上升，频发呕吐，全身症状渐次恶化。

（二）含气性腹膜炎。此症在虫样突起之穿孔上，空气与粪便均进入于腹腔内，起强度之腹部膨满，剧甚之腹痛，现肝脾浊音部之消失及全身虚脱症状。

（三）小便困难。亦一并发症也。此因盲肠周围炎性传播于机转之膀胱浆膜而起。

---

① 喇叭管炎：即输卵管炎。

（四）肋膜炎。为本病之并发症者亦不少，尤以右侧肋膜炎为多。此大多为浆液性，其渗出物之吸收颇迅速。

（五）脓液穿漏。亦为并发症之一。其穿孔起于种种之方向，如肠管穿孔、泌尿器穿孔、子宫穿孔或腹壁穿孔等。滞粪性盲肠炎者，在便秘之后，俄然右骨窝发疼痛，局部隆起如肿疡状，压之诉剧痛，叩诊上呈与盲肠周围炎性渗出物相异之浊音，不带鼓音。此肿瘤不达于身体之中央部及肝脏下缘。腹部因粪便之潴留及多量气体之发生，致膨满而且紧张。无热候，即或有之亦仅微。

【疗法】

滞粪性盲肠炎，可投鸦片、吗啡[①]、喷德扑之类，以镇静蠕动。此种病以外科疗法为正道，且绝对安全。此系西医之说。但余等对于盲肠炎症的治方，以大黄牡丹皮汤为最多。大黄牡丹皮汤证，为右肠骨窝上触之有肿疡。其肿疡或自发痛，或压之痛，腹壁一体紧张，舌多白苔或黄苔，干燥，诉口渴，脉迟紧或洪数。《金匮要略》云："脉洪数，已化脓，不得不下。"故余于此时与大黄牡丹皮汤，屡收大效。次为薏苡附子

---

① 鸦片、吗啡：毒品。吗啡是从鸦片中分离出来的。虽然它们有极强的镇痛作用，但易成瘾，因此不建议使用。即使某些癌痛病人需要使用吗啡，也应由医师根据需要和耐受情况决定剂量。

败酱散，用此汤时，必经过时间已长，腹部已软弱无抵抗，缺乏营养，局部之肿疡上软而不热，脉细数、微数。一言以蔽之，病势陷于虚证时用之，因此时忌下剂也。

此外，亦可从证选用大柴胡汤、桃核承气汤、桂枝茯苓丸、大承气汤、厚朴七物汤等。

西医对于轻症之盲肠炎，不用手术，而以冰囊贴于腹部，往往有逾月不愈者。余对于此种患者，用大建中汤或当归芍药散，屡收奇效。此种之痛，所谓弛缓症也，大多因水毒停滞肠管，故宜用温药以温之。《古医道》杂志中曾有一文揭载，兹录之如下：

轻症之盲肠炎，荏苒不愈者，投大建中汤而速治。此汉医所谓久寒（陈旧之水毒）停滞于肠，致盲肠部之附近发疝痛也。在患处贴冰囊以冷却之，病势恶化不治，亦当然也。

户冢町山口，从七十日前得盲肠炎，因系轻症，故不用手术，仅施以服药及局部之冷却法。不料身体渐次衰弱，食思全无，大便秘结，因乞余诊治。余与以大建中汤，服药约二日后之午前，腹中大痛难堪，即以电话请余。余曰：病近于治矣。更嘱连续服此药，后五日由其幼儿背负以来，乞再用药。诊后，更命连服三天，而病遂愈矣。

盲肠炎，即用开腹术，在盲肠上亦无何等变化，却如子宫附属器之炎症，此余等所屡屡闻之者也。但若误诊之后，则下腹痛、便秘、腹部膨满等之症状蜂起，用尽百方，不能全治也。凡有此症之人，其所诉之症状大抵相异，而在施用手术之后，其所感之苦恼，其状一也。

今之名医，多云盲肠为有害无用之物，系二十年、三十年之经验。然则切除之，何以又往往不能苏其再生？此点望吾医家真挚而研究之也。

实验例

（一）氪町区下六番町，郡司正一氏之母，年五十八岁。由近邻之医师断定为盲肠炎，除手术之外无良策，于是求治于汤本先生，由汤本先生介绍于余。

初诊，昭和八年六月二十三日，在发病后之四日。脉滑而有力，舌上有淡黄白苔，干燥，诉口渴，体温三十八度五分。触于右肠骨窝上，有手拳大之肿瘤，有自发痛，对于压则过敏。大便自病后未有一回，食欲无，亦不呕吐。

投与大黄牡丹皮汤，次日，即二十四日，下利八次，尿量增加。二十五日，下利三次，肿瘤软，自发痛苦，体温最高三十七度五分。二十六日，下利二次，体温如寻常，能离床。

（二）目黑区中根町旭丘，小林某氏，男，年十八岁。从道友权藤成章君之介绍，于昭和八年六月二十九日招余。是日天晓时，诉腹痛，体温上升达三十九度，有口渴、烦躁之状，大便秘，舌上有白苔而干燥，脉紧，腹部一体有抵抗感，右肠骨窝特为显著。

投与大黄牡丹皮汤，从是夜至翌日泻下四行，翌日热降，自发痛去。服药至七月二日，计三天，理应稍稍静养，乃此君不听家人之劝告，盘桓于友朋之家而不归。至七月十四日再发，腹痛倍于前日，注射喷笃棒二筒亦仅能镇痛，体温近四十度，脉洪大而紧。再投与大黄牡丹皮汤，翌日泻下，体温亦降，口渴、烦躁减，续服十日而全治。

（三）与上同日，横滨本木之林氏，以至急电话，乞余治盲肠炎之药。是日，林氏在乡里之祖母，因盲肠炎危笃，去电报告，故林氏急电余也。因告知将冬瓜子、桃仁、牡丹皮、薏苡仁各别包之，看其如何情形，则用如何调合之法而与之。其后二周，林氏上京叩余门，谓仅一帖之药，十四日间不通之大便快通，危笃已免，近日已在游居之中也。

（四）尝经浅田诊疗所施盲肠炎手术后，手术孔经十年至今不愈，右脚挛急，起居不自由，因之失业。此日生活甚感困难，妻子到处乞方，闻余名，来乞余。

余于大黄牡丹皮汤合芍药甘草汤，中兼用伯州散，投与之，一个月未满，已得舍杖步行。但此患者因无钱购药，苦不堪言，以后即转居田舍，不知其消息云。

第二十二章　肠叠积症

本病可分麻痹性与痉挛性，但前者多于后者。

【症候】

本病之来起，腹部剧甚之疼痛，患者呻吟难堪，起发作性疝痛性状之疼痛。叠积亦反复达二十四小时至三十四小时，大多伴以呕吐，大便稀薄如黏液状，屡屡挟血液，肛门因括筋麻痹而撒开，不绝漏出黏液样、血样粪便。又，肛门牵引至内部，致其周围之皮肤滑泽。

肠叠积症之诊断，为脐部或右肠骨窝上发现紧张之肿疡，此肿疡为长圆形而呈蜡干状，表面平滑。疾病之初期，不甚疼痛，此肿疡有时稍稍变其位置，而增大其广袤。此为本病之特征。有时一侧之肠骨窝横于他侧。又，通腹壁能触知肠不蠕动。

发病后二三日，肠管内潴留之气体，愈益显著腹壁之紧张，其度增剧，故此时欲从腹壁触知肿疡，甚属困难。

本病中紧要之其他症候，为患者全身之症状，即四肢厥冷，眼球陷没，颊肉落，鼻尖耸，前额蒙冷汗，眉间呈纵皱，现恐怖之状，脉搏频数且细小。

本病能唤起如下之危险症状：

（一）吐粪症。此症最为频繁。因便秘顽固，放屁完全缺如。致来呕吐，此呕吐最初仅吐出胃内容物，渐次于吐出物中含胆汁，终至放粪臭之粪状物。

（二）腹膜炎。此症从叠积部起，波及于全腹膜，故腹部膨满，疼痛剧甚。

（三）肠穿孔。

（四）陷于坏死之肠脱落。不能则止而起肠出血。

（五）肠管狭窄及肠管闭塞。因肠管脱落部上有瘢痕组织，故肠管显然狭窄，或闭塞也。

【疗法】

本病忽然现重笃之症状，非初期也，宜从证选用附子粳米汤、大建中汤、大乌头煎、乌头汤、赤丸之类，一举而可得效。本病起时便秘者，千万不可用下剂，如大柴胡汤、大承气汤、大黄牡丹皮汤、大陷胸等，切不可用。而宜用温药、热药，如附子、干姜类之配剂，如前述之方。

余于乡里开业时，曾诊一妇人，初因子宫病施用开腹手术，其后现常习性之肠叠积症状。诊察时，腹部极软弱，无何种抵抗，胃肠弛缓，有多量之停水。余初亦用不少药方，结局使长服大建中合当归芍药散，十二年后，妊娠所生产儿极健旺云。

第二十三章　肠寄生虫病

一、蛔虫

古书所载之蛔虫，即今日之蛔虫。此虫类蚯蚓，生鲜时带赤黄色，或带灰黄色。

【症候】

本病无特有之症状，或仅为局部的，或为反射的神经症状。近来有主张本病有中毒之样者，盖经几多试验的结果，证明眼炎、皮肤刺激症状为蛔虫之中毒也。

属于局部的症状，为腹痛，腹鸣，便通不整，肛门部感瘙痒，食欲缺乏，呕吐，放不快之口臭等。

反射的症状，以神经性症候为主，如眩晕、头痛、瞳孔散大、痉挛、麻痹、舞蹈病、癫痫、听神经及视神经障碍等。患者屡屡烦鼻腔内之瘙痒，要用指尖搔爬。此外，呈贫血症，甚羸瘦，眼球陷没。

健康之肠壁，蒙蛔之损伤者，所见甚稀。但一旦形成团块，则往往闭塞肠管。通常蛔虫占居于小肠内，倘一度窜入其他脏器，即招危险。今将其主要之症状列举如下：

（一）侵入输胆道时，则来郁血性黄疸，间亦来肝脏脓疡。

（二）形成胆石之一原因，即胆石中心发现蛔虫。

（三）往往侵入胃中，起该部之压迫及疼痛。

（四）有时超过于胃及食道之上方，入于咽头内，占居于声带之上部，导致睡眠时窒息。

（五）或超过喉头进入气管枝，唤起肺脏脓疡及肺脏坏疽。

（六）有时进入鼻腔、鼻泪管，入内耳，穿通鼓膜，出于耳外，时时欲以手指除之。

（七）罹溃疡性变化，肠黏膜因自己之头部压迫，促进穿孔。

二、蛲虫

本病之诊断，为在粪便之中找到蛲虫的虫卵（虫卵的发现，比较少）。蛲虫之外形类干酪蛆，其后端呈丝状。

【症候】

局部症候为，腹鸣、腹痛、便通不整、肛门上感瘙痒、食思缺损、口臭、恶心、呕吐等。神经症状为，头痛、眩晕、瞳孔散大、癫痫、舞蹈病、麻痹、鼻腔烦痒等。又，夜间从肛门而出，至翌朝发现于卧床，有时超过会阴部侵入腔内及包皮下，唤起白带下、龟头炎等。

三、十二指肠虫

十二指肠虫为圆柱状。雄虫多呈白色，长径平均8.3毫米，阔径平均0.46毫米。雌虫呈淡黄色，或褐赤色，或赤色，比之雄虫长而且大，占居于空肠、回肠者居多。

【症候】

本病之症候，为贫血及贫血由来之症候。其症候因此寄生虫吸吮血液而起。此种贫血，通例自感染本病后五周至六周而起。皮肤变苍白色，检其血液，赤血球之数比通常减去五分之一，血色素晕然且显然减少。进于贫血之度时，身体之诸机能降退，患者略略动作即容易疲劳，呼吸困难，诉心悸亢进，又容易发汗。贫血达于极度时，患者不能起坐，起床之际即来眩晕、耳鸣、视野暗黑及失神。

心脏右侧扩大，所谓左心室之贫血性扩张。听诊之时，有收缩期的贫血性杂音，内颈静脉之球部有高调之独乐音。

皮肤屡屡现浮肿，外皮及黏膜往往来出血。

食思减退，口渴增进，有时来反理的食欲，即非日常食物之物质，如土块、壁土等，亦所欢喜。便通不正，或秘结，或下利，利尿大多增加。体温有时降至正常以下，亦有时发热。患者诉腹部压重、膨满及疼痛，形似鼓肠。

四、绦虫

绦之种类甚多，临床上所必须认识者，为有钩绦虫、无钩绦虫、广节裂头绦虫。本虫寄生于肠内，人所不知，须俟见节片或全虫体发现于粪便之中，始可知焉。但虫全体与粪便同排泄者颇稀，须在热性病之下痢及驱虫疗法之际，方能见之。

【症候】

本病全无自觉之症状，但亦有便通不整、腹痛、腹鸣、肠内回旋之感觉，唾液分泌过多、口臭、嗳气、嘈杂、恶心、呕吐、善饥、食欲全无、羸瘦、苍白、头痛、眩晕等。

【疗法】

蛔虫，可与鹧鸪菜，腹痛甚者用大建中汤、甘草粉蜜汤，蛔厥者用乌梅丸（参照"药方解释"篇"乌梅丸"条）。《金匮要略》云："蛔虫之腹痛时，其脉洪大。"通例腹痛甚时，脉沉紧或变弦，蛔虫痛时则洪大。后藤艮山云："凡痛者，脉多紧弦，然反洪大者，蛔虫之所为也。"

患者腹痛，如不明其原因，可行粪便检查，如发现蛔虫卵时，必系蛔虫之痛。

蛲虫，亦用鹧鸪菜汤。又，《金匮要略》载用雄黄熏方，即用雄黄之末，将瓦筒二枚对合之，燃火于雄黄烧之，即以其烧者向肛门熏之之法也。较之今日西医之用浣肠法者，手续轻而效果著。

十二指肠虫，用大建中汤、乌梅丸、大建中汤加榧子。贫血、呼吸迫促、动悸、眩晕、耳鸣等者，从证用苓桂术甘汤、真武汤、八味丸、当归芍药散、麦门冬汤、炙甘草汤之类。

绦虫，用大建中汤、大建中汤加榧子、吴茱萸汤之类，或应用石榴根。凡欲达驱虫之目的者，须于空腹时顿服为要。

备考

【本间枣轩之说】

蛔虫之药，初用乌梅丸、甘草粉蜜汤、理中安蛔汤之类。后世方剂虽多，然其效莫能出鹧鸪菜之上。鹧鸪菜一下，诸证即脱然。近年西洋舶来之搜猛希娜，其药性可强健脾胃，对于下蛔虫有奇效（下略）。乌梅丸、甘草粉蜜汤、鹧鸪菜汤应用之目标不同，鹧鸪菜有效之病，其他未必有效；反之，乌梅丸、甘草粉蜜汤亦然。所谓理中安蛔汤者，人参汤加乌梅、花椒也。

【和田东郭】

蛔虫之症，强热不解者，如白虎汤之石膏剂，久久服之有效。又，附子剂之证，应用附子而不效者，可用乌梅丸。大便不通者，与鹧鸪菜汤。

第二十四章　黄疸

【原因】

黄疸为肝脏及胆道疾患最常见的症候。其原因，摘举要项如下：

（一）胆道狭窄，为最常见之原因。

（二）肝脏内门脉管分歧部，血压显然低下，肝细胞形成之胆汁，不顺流于肝脏毛细管，却逆流于门脉管，致惹起黄疸。

（三）横膈膜之右半，运动被障碍时，则横膈及肝脏之吸息的压减退，胆汁流出于肠管内之力微弱，致胆汁郁积于肝脏内性道而起本病。因之，右侧横膈膜起肋膜炎，间起黄疸。

（四）胆汁之分泌过量，充盈于胆道，胆汁排出到肠管不充分时，则其胆汁之部分与血液均移行于淋巴管，致成黄疸，此名胆汁分泌过多性黄疸。

由以上四原因所起之黄疸，名器械性黄疸，即郁血性黄疸，一名吸收性黄疸。

（五）此外，又有弥漫性或停留性黄疸者，其通常为肝细胞从血色素形成胆汁，胆道亦因此排出之作用形成病的状态，亡失排泄之作用，胆汁不达于胆道，弥漫于淋巴管及血管，惹起本病。

此原因之病之最常见者，为胆道之闭塞。此胆道闭塞之原因，大体如次：

（一）因胃肠加答儿而起者，曰加答儿性黄疸。此因十二指肠黏膜之肿胀，输胆管之开口部狭窄，或闭塞，或肠黏膜上形成黏液栓子，残留于输胆管，或输胆管黏膜与肠管之黏膜均陷于炎症，因肿胀而闭塞胆管。

（二）异物闭塞胆道。其最常见者为胆石，亦有因肝脏奇斯笃马或蛔虫窜入输胆管而致闭塞者，但较少耳。

（三）胆道之瘢痕性及癌肿性狭窄，亦为本症之原因。瘢痕性之狭窄，基因于胆道黏膜之损伤而起胆石。

（四）外部之压，亦为本病之原因。其最常见为胃、肠、膵①、肾上之肿疡，游走肾，腹膜炎性渗出物，肝脏动脉瘤，子宫及卵巢肿大等。又，肛门部之淋巴腺上肿胀，亦足致胆道之狭窄。

【症候】

黄疸显著之症状，为皮肤及结膜变黄。此症状因胆汁色素侵入血液所致。在肝脏内直接吸收于血液，但大多先入淋巴管，后进入血液中。

皮肤黄疸者，皮肤变黄色也。此因胆汁色素之量，

① 膵：胰的旧称。

循环于血液中，致皮肤呈淡黄色，或铜褐色，或黄灰色。如呈黄褐色时，则名黑色黄疸。皮肤菲薄，且富于血管之部分，呈黄疸最早，故最早现黄疸之部分为颜面，而尤以颞颥部、前额部、鼻唇沟及颈部为甚。下腿等表皮较厚之处，往往不显黄疸之病，尤以劳动者因日光变色之者为甚。皮肤黄疸，初期仅由于胆汁色素致血浆变黄，但疾病进化，表皮细胞亦蒙胆汁色素之浸润。此胆汁色素呈褐色之颗粒，以至于凝结沉着。

黏膜黄疸，最显著的部位是眼球结膜。

黄疸尿，呈褐色或暗褐色，间呈绿褐色；振荡之时，作色之泡沫；染于白纸、白布，亦呈黄色。

大便多秘，大如团块，放腐败性之臭气。粪便之色，因肠管内胆汁流出之减少或消失，致带黄白色或灰白色，甚者往往带银色或放光辉。这一点尤宜注意。

皮肤瘙痒，亦为本病屡发之症，往往搔破皮肤而不自知。其痒尤以夜间为甚，故往往睡眠不安。

亦起心悸，迟徐及徐脉。此外，食思亡失，感觉苦味，诉不眠及精神亢奋等，舌有苔，皮肤、黏膜、网膜出血。

【疗法】

黄疸之治剂，大多使用黄疸色之药剂与利水之剂、味淡如水之药物共用。此种自然妙理，殊可惊而又甚有趣。

茵陈蒿汤、茵陈五苓散、枳实栀子大黄豉汤、栀子桑皮汤、大黄硝石汤等，黄疸治剂之定名也。患黄疸者，多便秘，大便多坚硬，已如前述，故多用大黄之配剂。本病尤以肝脏、胆囊、胆道等障碍者为多，故多呈胸胁苦满之状，所以多运用大柴胡汤、小柴胡汤、四逆散、柴胡加芒硝汤之类，此中尤以大柴胡汤合茵陈蒿汤为余等使用之好方剂。

以上虽为黄疸之治剂，治黄疸亦可兼治皮肤瘙痒。且虽非黄疸而诉皮肤瘙痒者，活用之，亦可奏效。

备考

【本间枣轩之说】

初发微恶寒而不发热，但心下觉有痞鞕而不爽快，饮食亦与平日无异。在明窗之前观其白睛，黄如栀子之色。小便亦呈黄色，如栀子、黄柏之煎汁。从白睛、小便发黄，渐渐变为胸部发黄，而及于全身。病势步步进行，渐觉心中懊恼，右胁下急胀，按之痛苦不堪，默默不欲饮食，或日暮微发潮热，或全身瘙痒发疹，目眵亦黄，唾液之色亦黄而苦，擦破皮肤则出黄水，汗亦黄色，染衣不褪。小便赤浊如皂荚汁，大便大多如黑漆或灰白，与平常之色迥异，臭气亦与平常之便不同。病势更进一步，则右胁下硬肿如癥癖、积聚之状，其根核在胁内而向肋骨下行，不能稍容指头。此时食思愈无，或呕吐，或吐黑水，或目昏，身体羸瘦，脉微沉，面目及身体均呈极浓之黄色，黧黑如烟熏，皮肤枯燥而落黄屑。小便益见不利，全身现浮肿，腹胀满如鼓胀。饮食不能，药亦不能饮而死。死于黄疸者，大多必现水肿，不现者甚稀，但亦有羸瘦而死者。

急黄（大塚曰：此殆今日急性黄色肝萎缩欤，即急黄疸。）见于隋唐时代诸医籍。其候迅速，疑急疫，其实非也。盖本病因胆汁之通路卒然焮肿壅闭，致胆汁逆流，故其证卒然在一二小时中，凡白睛、胸胁及小便等齐变黄色。心中懊恼，胁下急胀，烦热身重，谵语妄语，恰如狂人，口舌干燥，有烦渴引饮之状，脉浮紧，为极甚之剧急症状。此证不论少壮老大，俱难治愈，尤为稀有之病。就予经历，仅有数人，皆不得回春之术。（下略）

黄疸之病，夜间不能认出，即昼间，黑暗之室亦不能认出。须在明窗之下，细细熟视，方能了然。疫之发黄，先医谓多从久卧床褥或病室幽暗而来，余初甚疑，其后实验之下，果然。胁下有块痞者，肝胆闭塞之所致也。吐黑水者，大便呈黑色者，胆汁腐败之所致也。大便灰色者，放异样之臭气者，胆汁注入之所致也。故苟能将通路渐渐开通，使胆汁回复本路，则小便之色自白，而大便可复黄色矣。今之诊黄疸者，大多重视小便之色，以为心得，而不重视大便之色。

按：《金匮》中有"大便之色正黑"，又有"大便必黑"云云，用硝石、矾石之方后，病从大、小便去。又曰"小便正黄""大便正黑"，正是候也。两千年前，已有查看大便之必要，实不得不感昔贤之精神也（中略）。黄疸之小便，其泡沫染纸则黄者，可服大黄、黄芩、黄连、栀子、黄柏等，则小便虽黄而泡沫则呈白色。（中略）

治法：初发小便不利而发黄者，茵陈五苓散为宜。心下有痞鞕者，与小柴胡汤加茵陈。胁下急胀，或鞕满作块癖者，用大柴胡汤、茵陈蒿汤。黄疸之治药中，以将军剂（大黄剂之意）为要药，用攻下之势，使闭塞自行开通。若将军之药力不及时，可与大黄硝石汤。若用下剂而犹不动者，用吐方为宜，视其证之缓急，选用瓜蒂、吐酒石、吐根之类。吐、下二方交下，犹无微效，而块癖愈大，面目变为烟熏色之黑疸者，《正传》之当归白术散有神验。此方，余家已历传八世，得奇验者多。用诸药而不效验，小便愈不通利，心腹胀满，全身浮肿，不思饮食，或干呕，或饮食后吐黑水者，茯苓饮加茵陈为宜，亦可用加减胃苓汤、分消汤、回春茵陈散等。急黄发热而有疫之样者，麻黄五味汤为宜。狂躁者，与大青龙汤。胁下鞕满或舌上有黄苔者，用茵陈蒿汤、大黄硝石汤、三黄汤加茵陈。

当归白术散者，白术、茯苓、当归、黄芩、茵陈、前胡、枳实、杏仁、甘草、半夏、大枣、生姜也。加减胃苓散者，猪苓、陈皮、赤茯苓、泽泻、白术、苍术、甘草、神曲、厚朴、木瓜、槟榔、大腹皮、香附子、山楂子、缩砂、灯芯、生姜也。分消汤者，苍术、茯苓、橘皮、厚朴、枳实、猪苓、泽泻、香附子、大腹皮、缩砂、木香、灯芯、生姜也。回春茵陈散者，茵陈、栀子、茯苓、猪苓、泽泻、苍术、枳实、黄连、厚朴、滑石也。麻黄五味汤者，麻黄、葛根、石膏、生姜、茵陈也。

【有持桂里之说】

黄疸之病从郁热而生，犹之米入曲室，以火蒸之，致米成黄色之曲也。故治之病时，应禁酒、饼、油腻、鱼、鸟，一切厚味食之，于服药终无益。黄疸之色变黑如烟尘，小便如膏，腹胀，饮食太少者，皆死候也。

桂枝加黄芪汤

黄家以通大小便为大法。脉浮时，先发汗。但此方以阳浮阴弱之症为宜。如浮、紧、洪、数之类，则用许仁则疗急黄之方（疗急黄之方为：麻黄、葛根、石膏、生姜、茵陈）。

麻黄连翘赤小豆汤

麻黄连翘赤小豆汤本有八味，治瘀热在里发黄之方。喻氏将此改窜为瘀热在表之方，亦唯三味（用麻黄、连翘、赤小豆），殊为合理。

茵陈蒿汤

发黄之病，古来以茵陈为专药。但专用茵陈一味，往往不愈。凡欲治疸，以先去里瘀热为本，其次利小便，又其次治黄，则大热解而黄退。栀子利小便，茵陈治黄，三味相次，效用庶可全共。

茵陈五苓散

古训：黄家宜利其小便。此方平淡，为近世医家通用之方。但五苓散非小便不利者无效。茵陈蒿汤、大黄硝石汤，亦小便不利症之治药也，但此二方以腹满为主，小便不利为客。

栀子柏皮汤

蒸蒸之发热，非翕翕之发热者，专以此药为解热之剂。

栀子大黄汤

此条治酒疸，但亦不必限于酒疸。凡诸疸，心中懊恼或热痛之症者，皆可用之。

大黄硝石汤

此为里实之症，凡腹满大而坚，小便不利，便色带赤，里热甚明之重症用之。

小柴胡汤

大柴胡汤

黄疸之腹痛而呕者，轻则用小柴胡汤，重则用大柴胡汤。黄家不呕痛，胸胁妨胀者，用此汤甚宜，屡试屡效。

小建中汤

黄疸或小便自利，腹中急痛等，不拘男女，用小建中汤均宜。

肾气丸

服分利之药而黄不退，口淡，四肢软弱，憎寒发热，小便浑浊者，用此方甚宜。因专分利则脾胃败，必至肾绝而死也。

茵陈四逆汤

大塚曰："此方非古方，茵陈、附子、干姜、炙甘草也。"

发黄之治法，尽详于《伤寒》《金匮》。唯阴黄一症，仲景之方论亡佚。千古以来，唯王好古有茵陈四逆之论，以补仲景之阙，曲尽其微妙。但予尚以为此症实甘草、干姜、附子足矣。

猪膏发煎

猪膏于黄，为不可缺之要品。《医宗金鉴》云："余友骆天游病黄，腹大如鼓，百药妄效，用猪膏四两、发灰四两，一剂而愈。"《外台》中引《肘后》云："黄疸者，一身面目悉黄如橘柚，得热以外冷迫之，热因留于胃中而生黄衣，疗治之方，用猪脂一升，一味煎成，温热时尽服之，一日三次，燥尿当下。"

疗黄疸方

生小麦苗，捣绞取汁，饮六七合，昼夜三四饮，三四日便愈。生小麦苗者，小麦之蘖芽也。水煎用之亦可。

此外，有从石菖根、莽草二味之方，绛矾丸绛矾、厚朴、橘皮、三棱、莪术、黄连、苦辛、术、甘草、水莎，用醋糊为丸、顺气和中汤茯苓饮之加减方、人参养荣汤、理中加茯苓汤亦可选用。

《外台秘要方》

《集验》之大黄散（同泻心汤），疗黄疸之身体、面目之皆黄者有效。

第二十五章　加答儿性胆管炎及胆囊炎

【原因】

胆道加答儿，为甚常见之疾患，其原因可分类如次：

（一）胃及十二指肠加答儿，为最常见之原因。因该部之炎症，存在于输胆及其深部，波及于胆管故也。

（二）急性或慢性传染病之后，有时亦发本病。如纤维素性肺炎、肠窒扶斯、丹毒、咽头窒扶的里、梅毒之际，发本病是也。

（三）独立之传染。

（四）中毒亦为本病之一原因，尤以磷中毒为主要。

（五）胆道之瘀血，亦一原因。尤以慢性心脏疾患及呼吸器诸病，即所谓瘀血性加答儿者为多。

（六）月经与本病之发生亦有关系。即妇人在月经来时或月经之前，胆道上来加答儿性变化是也。

（七）胆石之形成，亦能诱起胆道之加答儿。

（八）肝脏疾患，亦为本病之一原因。

【症候】

本病之症候，由于胆汁之郁积而来者，曰吸收性黄疸。由于胆道黏膜之肿胀及黏膜塞子而来者，曰加答儿性黄疸。

诊断上所必要者，为黄疸之原因。既往症及肝脏之诊查，亦属必要。大多因食饵不摄，生恶心、呕吐、便秘或下利等之前驱症，呈胃十二指肠加答儿之症状。

原发传染性胆道加答儿，其全身之症状显著，肝脏及脾脏渐著增大，往往来胆血症，而至于死。

加答儿性黄疸之持续及过程，因原因而异。如为胃十二指肠性黄疸，则一二周间即可治愈。倘与不治之肝脏疾患并发者，虽不至死，然亦不能消失。

【疗法】

茵陈蒿汤、栀子豉汤类、大柴胡汤等均可选用，详细情形，参照"黄疸"条。

第二十六章　胆石症

【原因】

不明。女子为多，四十岁以上之女子罹者尤多。

【症候】

本病有时全无疾苦，此之谓潜在性胆石症。但大多诱起胆石疝。胆石疝之起，起于胆石从胆囊而出，强通过于胆囊之时，此际胆石嵌顿于胆管，致起胆汁之郁积及疼痛。但胆石从肝内胆管转移于胆时，则胆石疝不起。倘胆管从肝脏内至肠，渐次增其口径，则胆汁之郁积亦不来。

胆石症之主症为疼痛。有时只限局于胆囊部，即右直腹筋外缘之右季肋下接触之部位。大多放散于心窝、右侧肩胛部及右腕等其他之体部。疼痛之发作度增加，则患者叫喊不绝，或呻吟不已，颜貌频促，呈恐怖之状，前额被冷汗，有时甚至神志亡失，全身筋肉起间代性之痉挛。又，反射作用上，往往伴战栗，或诱起呕吐，体温常升腾。

黄疸为本病紧要之一症候，发病后平均经过三日始现。

胆石疝之持续时间不一，短者一二小时，长则亘及数周。期间长者往往诉疼痛，倘时时激增，则来衰脱症状。

【疗法】

余对于此病，常用柴胡汤加石膏而奏效。有时于大柴胡汤或大柴胡加茵陈、山栀子中兼用白虎汤。

实验例

（一）往年，余随汤本先生，自晚至夜候诊于日本桥区滨町之更生医院。所长平石贞市博士，以蛔虫之研究而得学位者也。平石博士同时又兼营优生病院，适优生病院中来一胆石症之男子，平石博士本以利翁法为其特殊手段，不料施行无效，每日发疝痛状之疼痛，汉法无相当之药。一日，院长偶谈及此事，汤本先生因作大柴胡汤合大黄牡丹皮汤加石膏，送至病院，服药后二日，发作大轻减；服药四日，痛苦全去，伦笃擎写真上胆石之大，比入院时减去其半云。

（二）淀桥三丁目之松本氏，近十数年来心窝部感发作性之剧痛。某医师谓为胃痉挛，某医师谓为胆石疝。本年五月，起强度之发作，无镇静之模样，因入日比谷胃肠病院，院中断为胆石疝，治疗不效。转入芝之铃木胃肠病院，亦诊断为胆石疝，发作时每反复施行利翁，亦不轻快。身体渐次衰弱，进院乞治于余。初诊，在腹诊上显然右直腹筋痉挛，胆囊部住有抵抗钝重之感。与以大柴胡汤，服药二次，发作不来，已全治矣。

（三）此尝揭载于《古医道》杂志中。板桥区志村町，板桥氏之母，年六十岁。五个月之前，不能离床，时时心下部剧痛。医云胃痉挛，反复注射。注射后，恶心呕吐强，身体顿觉衰弱，脉沉紧，稍似黄疸，大便多秘，三四日一行，舌上有黄苔而不干燥，右胸下有抵抗压痛。余告以此胆石疝痛也，与四逆散，一帖服后，发作袭气不堪剧痛，发热达四十度。更乞余往诊，诊得胆囊部上有拇指大之膨隆，甚疼痛，舌苔白而干燥，烦渴引饮。与白虎加人参汤，翌日热收，疼痛去；更与大柴胡汤中兼用白虎加人参汤，发作不再来。服药一个月，即能从事家事，与平生无异。

胆石疝痛、肾结石等中大抵现石膏之证，先辈已言之矣。余对于胆石疝痛，用大柴胡汤中兼白虎人参汤，屡屡著效。但因发作猝然，故对于汉法医之不甚信仰者，往往中止服药，转乞西医，甚至恶骂汉医者。此不仅胆石疝痛为然，凡慢性疼痛性之疾患，一旦增痛，往往见之。

第二十七章　结核性腹膜炎

【原因】

结核性腹膜炎，为慢性腹膜炎中最常见之疾患，常有继发的症状。此外，亦有继发于脏器之结核性疾患者，其中浆液膜之结核性炎症之一分症来者甚多，亦多有与结核性肋膜炎、心囊炎并发者。

此外，与肠结核或腹部淋巴腺结核屡有关系，亦有现肺痨或全身粟粒结核之并发症者。妇人泌尿生殖器，尤以喇叭管、卵巢及其他子宫附属物之结核，为本病之起点。

【症候】

本病往往形成渗出物，其液大多为浆液性、血性，或钝脓性、败脓性，含脂性者甚稀。

患者大多徐徐增加腹围，其时全无痛性，或仅感微微不适。腹部膨满愈甚，胸内狭迫及呼吸困难愈愈增加，此时发热不定，或全不发热，或升降不正常，常至极低之温度。

诊其腹部，触知腹腔内渗出物之波动，患者于仰卧时可得之。叩诊上，前腹壁证明有高调之鼓音，侧腹壁有浊音；但若侧卧转位时，其上侧腹壁则变为高调性之鼓音。尤其接触于腹壁诸部，证明其知觉过敏。

体温上升，颇多不定，有时仅三十七度三四分，最高亦不过三十八度或三十八度五分。患者往往发汗，或盗汗、贫血，赢瘦逐日增进。

有时前腹部之脐附近，其面凹凸，且能触知硬固之索状物。此际该部能触知而且能听得腹膜炎性摩擦音。

本症经过缓慢，有时迁延至一年以上。

【疗法】

本病之特征为腹围增大，即腹满之显现是也。腹满亦有实证与虚证，但在实证中应用大小承气汤或大陷胸汤者甚稀。

本病屡屡并发肋膜炎。在初期腹满之程度，有轻度之压痛与有抵抗之时期，选用四逆散、小柴胡汤合枳实芍药散、小柴胡汤合小陷胸汤、大柴胡汤等，从证用之。

腹满已甚，胸内狭迫及呼吸困难时，除上举诸汤外，可从证选用栀子厚朴汤、栀子厚朴合枳术汤、栀子厚朴汤合小半夏加茯苓汤、厚朴七物汤、四逆散合栀子厚朴汤、厚朴生姜半夏甘草人参汤等。如以上诸方无效，又体力未衰脱者，可与大黄牡丹皮汤。

以上对于渗出性、成形性者，从证选用之。体力已衰脱而赢瘦，贫血，盗汗，在脐之附近能触知有凹凸而硬固之索状物者，运用大黄䗪虫丸、八味丸之类。

实验例

前年，余诊一少女，诉腹满与腹痛，右侧回盲部附近有甚压痛之证明。究为盲肠周围乎，抑为结核性腹膜炎乎？甚难断定。然病名可以不问，而知其为大黄牡丹皮汤证，已属无疑。余既确定治方，即与投药。其后经过中，患者伴流注脓疡之结核性腹膜炎症。治疗半途中，大腿后面与脐部发生瘘孔而排脓，且起右股之股关节炎，一时陷于步行困难。余始终一贯，亘一年半中，常用大黄牡丹皮汤，兼用伯州散，连服之下，终于治愈，仅残余右足之伸长与股关节之少微畸形耳。其中患者每日下利三回乃至五回，而在一年半中，不少衰弱，却见强壮。所以结核性病，对于下剂并不禁忌。所困难者，阴阳虚实难以确定，所用方剂亦难以确定耳。

第二十八章　肠结核

【原因】

本病多数为食饵性结核，而继发于肺结核者亦甚多。原发性起于食用牛畜之乳、肉与其调制物。

【症候】

本病虽已蔓延，但不现何等之疾苦者，曰潜在性肠结核。有时亦起剧甚之肠痛，此种肠痛现于右肠骨窝者最多。每在食后其痛辄来，压于该部则疼痛增剧。

大便不畅，或顽固之便秘，大多因制止而频发下利。初期之疾病，大便与其他单纯之肠加答儿无异，仅为不消化便与黏液耳。此时期欲诊定其为本病，势颇不易，只有从其他脏器上证明有结核性变化之存在为断，且其下利对于止泻法极顽固，而右肠骨窝及脐窝之腹壁无力，失其紧张，以此情形推断为本病耳。但病势进化，则大便中混血液，进一步则大便呈汁粉之性状。其下利往往频发于近晓，故名鸡鸣下利。

有时结核组织崩坏，血管破裂，若穿通肠壁，俄然起肠出血或肠穿孔。倘此崩坏之组织邻近于肠浆膜时，则或起广泛性或限局性之腹膜炎。

小儿之原发性肠结核，往往呈特有之症候者，名肠间膜痨。其主症为全身羸瘦，贫血，顽固之消耗热，四肢及胸部瘦削，腹部显然鼓胀膨满。有时肠间膜腺累累肿大，外部能触知之。肝脏大多肿大，大便不畅。

【疗法】

肠结核患者之腹部一带虚软，尤其在脐之附近，以拳抵之，常觉腹底下沉，如捣饼之软，毫无抵抗，且气味恶而干。因鼓胀或腹满，所以抵抗极弱也。

腹诊既如上述，则下利，脉细数者，虚证也。阴虚证甚少，阳虚证之病亦甚难治。

又，肠结核之患者，大部分继发肺结核，此时治疗上更加困难。

从腹证上见肠结核者最多，投与大建中汤、人参汤之类。但此等方剂为除阴虚证之治剂，轻轻投之反有危险。余依病证，考虑分量，屡屡运用小柴胡汤。

肠结核之初期，腹部软弱，左右之直腹筋强之挛急，迫于心下；左右腹筋之空隙，虚软而上浮，与前述情形迥然不同。本年二月，余曾诊得此种病之妇人（右肺下叶浸润，呼吸迫促，全身有轻度之浮肿，下利一日数行），投小柴胡汤合真武汤而大见效。又，父执长野氏以麻黄一味煎汁，治愈肠结核，此亦足资考虑之资料也。

第二十九章　肾脏炎

一、急性泛发性肾脏炎

【原因】

（一）传染性原因最常见于诸般之传染病之际。

（二）寒冷性原因所发之寒冷性（洛伊马基斯），名急性肾脏炎。

（三）外伤性原因而发者，名外伤性急性肾脏炎。

（四）由于传播性原因而发者，名传播性肾脏炎。

此种肾脏炎，亦属于传染性肾脏炎，起于麻疹、膀胱炎、肾脏周围炎等。

（五）中毒性原因，来自中毒性急性肾脏炎。此因服用某药剂或某毒物，或由吸下，或由涂擦皮肤而起。

慢性皮疹及皮肤遭火伤之后而来之肾脏炎，亦为中毒性。

【症候】

本病通过诸多肾脏疾患，如尿之性状，便能下其诊断。即尿带血性，生血样坚渣，有时呈淡黄色之肉羹汁状，屡屡带赤褐色或黑褐色。但频频现血液尿，此际宜注意蛋白尿之出现，及尿坚渣中有无肾脏圆柱、圆形细胞，细尿管上皮细胞。

尿之理学的性状，亦属必要。尿量减至千五百毫升以下，其色浓厚，比重①增大。

皮肤浮肿，为本病患者屡见之症候。初发者，见于颜面上，或仅限局于该部，眼睑肿胀，眼睑裂显然狭小。但亦有全身皮肤发强度之浮肿者。浆膜腔亦屡屡浮肿，见胸水及腹水者亦不少。

患者大多呈强度之苍白色，检其血液，在发病后短时日中，红细胞及血色素已减少。

大动脉系之血压变化，亦现急速，其度增大，舒

---

① 比重：旧称，现称为相对密度。

张期大动脉音旺盛，屡屡带鼓音，桡骨动脉紧张。此因血中存留之新陈代谢物质刺激心筋而发。此外，为左心室肥大、动脉血压亢进。

体温不变，大多升腾，间有升至摄氏三十九度或三十九度以上。患者屡屡诉筋肉及关节上之牵引性疼痛，睡眠不安，食气缺乏，口渴增进。又，排尿困难，尤其是屡屡尿意频数，而排尿时则来疼痛。

本病之持续，有长短种种之不同。传染病（例如见于纤维素性肺炎之际）急性肾炎，在一二日间即消散者亦不少。此际宜注意，急性肾炎虽暂时治愈，但引起其疾苦的原因依然存在或恶化。此种情形，往往持续四周至八周之久，而亦有荏苒八个月以上者。

二、慢性实质性肾脏炎

【原因】

本病之原因不知。大多为独立的疾患，间有起于急性肾脏炎者。传染性及中毒性原因，为引起本病之主要因素，如疟疾、肺痨、梅毒、慢性化脓症、铅中毒、酒精滥用等。本病，大人罹之者为多。

【症候】

主要为尿之变状，即尿之量减，呈暗色或带黄赤色，其比重颇大，达 1020[①] 以上；蛋白之量亦多，达5%，甚至 5% 以上。间于经过中排泄正常之尿量。此外，尿中有多量之坥渣，以镜检之，有肾圆柱、圆形细胞，细尿管上皮细胞。尤其紧要者，发现肾脏圆柱状细胞中有多数脂化细胞、颗粒细胞及脂肪小滴。

血中之红细胞、血色素减少。患者呈苍白色，皮肤肿胀，浆膜腔中亦屡屡充盈渗漏液。

本病大多徐徐而起，以颜面苍白及皮肤浮肿为疾病之端绪。体温之升腾，无并发症者不现。此外，有动脉血压增进，但急性肾脏炎及萎缩肾则比较少见。患者大多食思亡失，大便不畅。

本病之经过大多缓慢，有时迁延数年之久。其间如来急性恶化，则血液中富尿，恰如呈急性肾脏炎样之症。

本病间有移行于继发性肾脏萎缩者。

三、慢性间质性肾脏炎

肾脏萎缩：本病因慢性之经过，间生质性结缔织炎症之增殖。此增殖使结缔织暂时减少，肾脏之广袤常以此而减，故本病名肾脏萎缩。但肾脏萎缩有原发

---

① 1020：旧称"比重"的量，单位为千克/立方米。后同。

症与继发症之区别，原发症中更有壮年性与老年性之区别。

【原因】

本病之原因有传染性、中毒性及退行性。

属于传染性者，现于疟疾及梅毒之传染病之后，间亦有因膀胱炎及淋疾而成本病者。

铅毒萎缩肾者，铅之中毒也。脉管硬化性萎缩肾者，退行机转之结果也，大多见于年高者。继发性萎缩肾者，起于慢性肾脏炎也。

胃寒、湿润、饮用酒精，可诱发本病。

【症候】

本病现于隐然，皮肤不现浮肿，故大多须通过检尿，始能知本病之实在。但本病之存在，亦有可疑之症候，如心悸亢进、恒久性头痛、视力减退、反复鼻血、声音嘶嗄、呕吐频繁、顽固之湿疹、皮肤瘙痒等。此外，如急痫痉挛发作，及俄然发生胸出血等，亦本病实在之表示也。

尿之量增加，一日达三升至五升。患者在夜间睡眠中，屡屡频催尿意。其色呈淡黄，屡屡交绿色，又觉轻度之溷浊，放置之，表面则生泡沫。尿中有诸多之异物，如蛋白、糖分、胆汁色素，多含有之。尿之比重，减至 1015 以下，有时竟至 1002。其反应为弱酸性。坌渣甚多，或竟缺如。以镜检之，有广狭种种之物，或如玻璃，或有少数之颗粒状与圆柱状。蛋白量甚少，经数日或数周间，完全不见。

因上述之状态，故往往有误诊为单纯性尿崩症者，因尿崩症亦属尿量增加，比重减少也；但蛋白之现出，心脏及脉搏之变化，网膜变化等则缺如，此即与本病区别之点也。

血行器之变状，亦为本病必要之症候。左心室肥大，常能证明之。心尖搏动如抗拒性，抵抗显著。屡屡伴左心室之扩张，心尖搏动在左侧乳腺或其外方从第五肋间腔现于下方。此外，则渐次来左心室之扩张及肥大。

网膜变化，在本病占全数五分之一。

患者之颜貌呈苍白色，急速陷于羸瘦，稍稍为轻度之运动，即容易感疲劳，诉心悸亢进，皮肤渐著干燥，上皮有剥脱之倾向，屡屡生顽固之湿疹，食思大多缺乏，口渴亢进，口腔内有干燥感觉，舌上有黏稠觉。

本病患者之脉搏，显然硬固，触之如有针条之感。

【疗法】

急性泛发性肾脏炎之初期，现浮肿、脉浮紧、头痛、发热（有时不必发热）、筋或关节有牵引性之疼痛、口渴、烦躁、排尿困难等，用大青龙汤以发汗，其时胸水、腹水同时消失矣。此种症状，多现于体质好之人。用大青龙汤发汗，是一顿挫的疗法，故得速效。

幼年之急性泛发性肾脏炎，屡屡现五苓散之证，即浮肿、尿利减少、口渴及吐、头痛，此五苓散之证也。五苓散之口渴，与大青龙汤之口渴，一见即能区别。五苓散证之吐大多吞入后即吐。而脉象则两者虽皆浮，但五苓散之脉浮而散，不紧也。（其详情请参阅"药方解说"编）

皮肤病内攻性肾脏炎，屡屡应用麻黄连轺赤小豆汤。此方证比诸大青龙汤证之症状较缓和，烦躁、口渴之程度轻，脉不紧迫。

除以上方剂之外，可从证选用"症候与治方"第九章"浮肿"条下所揭载之方剂。

慢性实质性肾脏炎，诉头痛、头重、耳鸣、心悸、眩晕、面色苍白、尿利减少、手足厥冷者，与当归芍药散。予用此方，曾消失蛋白。特于眩晕甚者，与苓桂术甘汤合方。妇人诉腰脚冷痛者，与苓桂姜术甘汤合方。诉胃膨满，食气不振，时有呕气者，证明胃内有停水也，有胃阿笃尼之状者，与茯苓饮；其时加头重、不眠、心悸、眩晕等之神经症状者，与苓桂术甘汤或半夏厚朴汤之合方。余曾诊一男子，十多年来苦患气管枝喘息、肺气肿，并发慢性肾脏炎。从诊与小青龙汤，服后喘息、肺气肿先愈，连服一个月后，蛋白全消。汉方中消失蛋白之药，无一定之药，从证处方，蛋白亦消失。此际患者从西医家言，严禁摄取一切刺激性饮食物，服用干姜、细辛等刺激性温性药物颇感不安。要知从证拟方，正如小刀之细工。西医不知病之阴阳虚实，杂投药剂，斯亦愚矣。

有浮肿者，除用以上诸方外，可从证参照"症候与治方"第九章诸方选用之。

萎缩肾者，大多选用动脉硬化症之治方。

心悸亢进，恒久头痛，视力减退，反复衄血者，与桂枝茯苓丸、桃核承气汤，兼用泻心汤。顽固之湿疹，诉皮肤瘙痒等，除以上之方外，还可选用白虎汤类、真武汤类、栀子豉汤类。

第三十章　肾脏结石

【原因】

罹本病者，男子多于女子。此在日常之营养品中，与结石之形成不无影响，而肉类及酒类之滥用，尤易促起本病。全身新陈代谢方面之疾患，亦与本病有一定之关系。痛风患者，多罹肾石。基斯金患者间患基斯金结石，其实例也。亦有因于遗传性者。此外，如凝血、寄生虫卵，亦招肾石之形成；而肾部之外伤致肾盂出血时，亦能诱发本病。

输尿道中诸般之疾患，亦能促进肾石之形成，尤以尿郁积及尿分解而来者为多。但肾石形成之机转则不明确。

【症候】

肾石或肾砂，不呈何种之疾苦，在剖检之际偶然发现者，此名潜在性肾脏结石。此外，大多呈肾盂炎或肾盂肾炎之症候。在施用手术之际，若向外方穿孔，始能发现其结石。而在此际，尿中发现多量之结晶性垤渣，其先不得不疑为肾脏结石。非从细检其垤渣之性状及结石之化学成分，不能知之。

肾脏部之疼痛，为屡屡见之症候，于广泛性中放散，久之间亦误认为腰痛或肋间神经痛。

本病患者现一种固有之体位，即上体向前方屈曲而步行，肩胛向患侧偏倚，脊柱突隆于健侧，避脊柱之回旋及屈曲运动而营强直性之步行。有时经数周至数月时间及长久之恶心，恼呕吐，后始现本病之症候。又，本病现慢性膀胱加答儿之症候。此外，尚有少数之患者罹尿血，尿中见多量之结晶状垤渣。

本病最常见之症候为肾石疝。此症候，当肾石进入肾盂，通输尿管，而至于膀胱时，肾石嵌顿于输尿管内而起。此际患者俄然诉肾脏部剧甚之疼痛，此疼痛往往放散于远隔之部位，尤以膀胱部、龟头及大腿为多，疼痛之性状不一。疼痛时，患者之面貌呈恐怖状态，皮肤因反射的血管痉挛而呈苍白色，且厥冷，伴以黏稠之冷汗；脑动脉上发痉挛时，则患者亡失神志，至于起间代性筋肉痉挛；此外，往往伴战栗、发热及呕吐。

疝痛发作时，对于尿之变状，殊堪注意。其时尿量减少，或来无尿之症。此无尿之症，因偏侧之输尿管闭塞，健康之肾脏受反射性刺激，致妨碍其作用之故。此无尿症亘数日之长时间，乃起尿毒症。又，在疝痛发作之际，往往放多量之血尿，为时持续甚久。此血尿之原因，由于嵌顿之结石损伤肾脏黏膜而然。结石若离输尿管，或还于肾盂，或下至膀胱时，则疝痛之发作消散，利尿再呈多量，血尿亦渐次消失矣。但结石若从膀胱而出通于尿道时，则又唤起膀胱及尿道剧甚之疼痛焉。

肾石疝发作之持续长短不同，或止数时间，或经数日。若肾盂中存多数之结石，或结石从输尿管还归于肾盂时，则反复来肾石疝之发作。肾石疝之发作，通常者不至于死，唯重笃之危险症状，结石嵌顿于输尿管，不赴上方，亦不赴下方，致成输尿管之炎症、坏疽及穿孔，因而发穿孔性腹膜炎者，死之症候也。肾石将输尿管完全闭塞时，则尿郁积于肾盂内，致成急性肾盂水肿，此际肾脏部上得显然触知肾脏肿块，但亦有不能触知者。

【疗法】

疝痛发作之际，腹诊上腹筋如板之硬固，身体前倾，营深呼吸则增痛者，此所谓呼吸在浅表也。此际先与芍药甘草汤。在此时机，西医往往使用莫尔希纳、喷笃扑、阿笃洛批等注射之，虽觉不快，然并无何种危险之副作用，而奏效之时间则甚遥远。但若兼用本方，往往奏效神速。予尝反复给患者注射莫尔希纳、阿笃洛批等，量极多，时极近，犹不能镇痛；与此方一帖，立见功效，其见效之时间不过服后未满三十分钟耳。此非偶然，就腹证上确系镇痛之明证也。

欲图利尿而排除石者，以猪苓汤为宜。若尿利减少，排尿困难，且血尿者，服用此方，亦能快愈。又，发作时屡屡诉便秘者，此际从证选用调胃承气汤、桃核承气汤、大小承气汤、大黄牡丹皮汤、大柴胡汤之类，则排便而同时尿量顿增加，疼痛如拭去矣。本病之患者，大多现桃核承气汤、大黄牡丹皮汤之证。因此方之特长，有根治肾石之希望，此则特堪注目者也。

予于已往数年，诊得一止发无时之肾石疝痛症，发作时腹部亦软弱如绵之男子，其年五十七岁，与八味丸而著效。于此可知，肾石疝发作时，其奏效之药，不必限于芍药甘草汤、猪苓散、桃核承气汤之类。如患者发作之时，脉软弱（通常在发作之时，脉沉弦或紧），腹筋不紧张，尽可与通例（稍异）也。

第三十一章　肾盂炎

【原因】

本病之原因，分细菌、中毒二种，其中以细菌者为常见。本病往往与肾脏炎同时发病，此名肾盂肾脏炎。

本病之发病因素，除普通细菌之外，还有普通大肠菌、其他肺炎重球菌、结核杆菌及窒扶斯菌，亦能唤起本病。

细菌从膀胱而出，至输尿管，遂达肾盂者甚多，故肾盂炎中屡有膀胱及输尿管之炎症。

【症候】

本病之诊断，往往颇觉困难，只能下推测的诊断。但本病中如兼肾脏、膀胱或尿道之疾患时，则本病固有之尿候，由肾脏、膀胱或尿道之尿候变状所蔽。见于独立性肾盂炎，尤其见于局部性肾脏变化及尿之变状。

局部性肾脏变化之中，常见者为肾脏部之紧张、压迫及疼痛。如压迫该部，则疼痛剧增。

尿之变状，因炎症之种类而异。最轻者，尿中含有多量之黏液，用镜检之，发现棍棒状及尾状之上皮细胞之坭渣。此上皮细胞来自膀胱之深层，若屋瓦状之排列，同时缺扁平上皮细胞，肾盂炎之所致也。

化脓性肾盂炎者，尿之堇渣中含多核性脓球。肾脏不冒时，滤过之尿不含蛋白质，或仅有痕迹。

膀胱炎及尿道炎之际，以上之尿变状亦来。肾盂炎中特有者，为局部的肾脏痛。

出血性肾盂炎，起血尿，有圆柱状之凝血。又，肾盂炎屡屡并发肾脏水肿，此际俄然剧甚之肾脏痛，恶寒，发热，呕吐，排泄透明之尿，其量甚微。肾盂炎之原因，有急性、亚急性。若慢性之经过，慢性症多带化脓性，常与化脓性肾脏炎同来，由尿毒症、尿腐败症近围穿孔，或淀粉样变性而死者甚多。

【疗法】

本病中以往来寒热、胸胁苦满、默默不思饮食、心烦，呈喜呕之状者为多，此时可用小柴胡汤。多口渴干燥，多烦渴引饮者，用小柴胡汤加石膏、白虎加人参汤。又，发病后，经四五日以上始便秘者，大柴胡汤之证也。若同时并发加答儿者，兼用猪苓汤。

第三十二章　糖尿病

往时称消渴者，酷似本病之症状也。《金匮要略》"肾气丸"条："男子消渴，小便反多，饮以一斗，小便亦一斗。"

【原因】

本病，在血液中积滞过剩之葡萄糖，从尿中为持久的排泄者也。间亦现遗传的疾患，其中尤以中枢神经病相互而来者甚多，尤以希斯笃里、神经衰弱、癫痫或神经病等为最多。

神经的兴奋，屡屡为本病之引诱。又，精神系统因素，如堕落、打击等，亦易致本病。亦有与神经疾患或慢性之消化器疾患并联而起者。

此外，摄取含碳水化合物久而量多时，亦能致本病。

本病见于小儿者稀，往往见于二十岁以上之男子，尤其在五十岁至六十岁者为多。又，罹本病之富裕者较贫乏者为多。

【症候】

本病大多经过缓慢，而少急性之经过。其俄然而起者，则呈重笃之症候。

本病唯一之确症，为尿中含有葡萄糖。其他，多量之利尿、尿比重增加、烦渴、食气亢进、进行性羸瘦、皮肤烦痒、慢性阴部瘙痒、恒久性湿疹、慢性疖疮、四十岁以内之白内障、果物样口臭，其他为昏睡状态、顽固之两侧神经痛、腱反射消失、脊髓痨样症状等，往往见之。

尿之变状，为本病诊断上最紧要者。尿量增加至一日三升至八升，患者小便频繁，夜间不能安眠，排泄淡黄色之尿，放尿后表面残有泡沫。此泡沫为本病之一特征。蛋白、胆汁色素之外，示糖分之存在。尿量与尿比重俱增加，拘急增大，达1030，乃至1040，或超过之。尿量不增加，比重却减少者甚稀。尿呈酸性反应，倘放置空气中，其酸度益加显著。

患者饥饿，诉烦渴，虽摄取多量之食物，亦渐次陷于衰脱。但有时其营养发生无障碍，亦见佳良。故本病可分瘦削性糖尿症及肥胖性糖尿症二种。本病患者烦渴特甚，饮用多量之液体，尿之排泄亦多，口腔干燥及有黏稠之感，全失发汗之倾向，皮肤干燥粗糙，蔽有细小之表皮屑片，体温往往较平常低下。

本病之并发症颇多，为炎症及中毒性二种。

皮肤上发烦痒，生慢性湿疹、疖疮等。其他，轻微之外伤，为致皮肤生坏疽之原因。此坏疽现于下肢之中趾部，毛发往往干燥，带碎干性。有时生秃发病。

眼目之疾病颇频繁，其中最屡现者为白内障，此外为弱视。视神经疾患、虹彩炎、眼筋麻痹等均无，但起网膜炎。

齿牙亦屡蒙其侵害，陷于龋齿。其他口腔炎亦往往见之。

肺脏为屡侵之脏器。本病患者，多数为肺结核而毙，而患肺坏疽者亦多。胃扩张为稀见之并发症，肝脏亦往往肿大，或来急性及慢性肾脏炎之症候。

生殖器之变状，往往见之。疾病之初期则淫欲亢进，渐次精液之形成消失，成阴痿症。妇人则室不耐烦痒，男子起包皮炎。

神经症状中，第一举为顽固之神经痛，就中以坐骨神经痛为最多，尤其屡犯两侧。有时起多发性神经炎，招来腱反射消失、末梢性运动麻痹、皮肤知觉消失等。

本病最重笃危险症状之一，为糖尿病性中毒，此名糖尿病性昏睡。在本症之先，尿中呈犸鲁海儿脱氏盐化铁反应，患者之尿及呼吸有芬芳性臭气。至其病室内时，即能知之。此际患者突然陷于人事不省，属最长大气息，显著营深呼吸，或发强度之谵语，加之呈发扬状态。此致死的转归，见于陷脑及胸麻痹也。

现于数时间内，或一二日间，间有一时轻快，但未几又恶化。

【疗法】

阳证最多用石膏配剂之方剂，如白虎加人参汤、竹叶石膏汤，或用大柴胡汤加石膏、小柴胡汤加石膏之类，柴胡加龙骨牡蛎汤、大黄硝石汤、麦门冬汤之类亦可用之。反之，阴证则用八味丸。

本病之烦渴者，起于尿量过多，液体缺乏，与治小便不利而烦渴之方剂如用五苓散、猪苓汤者甚少，却多用石膏剂。用石膏剂后，烦渴、烦痒止，尿中之糖量减少，白内障去，其他之并发症亦屡屡轻快。本病感腰痛，或坐骨神经痛者，用八味丸往往收效。

瘙痒用石膏剂无效，则用栀子豉汤之类。不能制止者，如八味丸、真武汤、附子剂为必要之方。尿量过多，因患者夜间不能安眠，用附子多奏效，用则尿量能出于意外之减少。

犹有并发症之各方，参照各疾病条下。

实验例

（一）日本桥兜町，某株式证券会社置籍，男子，四十二岁。东京大地震灾后，罹糖尿病，未全治，荏苒至今。

颜色黧黑，有如垢之斑点。体重曾近二十贯①，现仅十四贯左右也。

前胸、肩胛间部、上膊之皮肤生瘢风。

自觉之症候，为阴萎与无力，眼欠舒，时时口中溃疡，左侧之坐骨神经痛，衄血频繁，从肩至颈强，头重等。口渴达烦渴程度，多尿量，近来之血压在二百米里②之上，大便一日一行。

脉左右俱紧，右稍浮，左稍沉。舌根附近见淡黄色苔。腹部无软弱之状，特触之亦无抵抗之状。

---

① 贯：1 贯约为 4 千克。

② 米里：疑相当于毫升汞柱。

患者服药至二十二个月，仅残留轻症之坐骨神经痛及眼症，此外已全轻快，尿亦无糖之证明。

初诊当时捉每个之症状，所谓病之治标也。加以本治之方，而其症全治。

当初衄血之血压有亢进症状，兼用泻心汤、桂枝茯苓丸。在某中途诉吞酸嘈杂，乃与柴胡加龙骨牡蛎汤。坐骨神经痛甚时，用乌头汤。稍稍用别种之治疗方针。此后六个月间，连服大黄硝石汤，病势渐渐击退大半。血压最高者，右百三十至四十米里，左百三十五至四十五米里。此亦有趣之事也，附记之。

（二）近邻杂货店之主人，偶然于医生治疗颈部疖肿之际，发现尿中含糖，始知罹糖尿病，非自觉症之过程也。时时颈部出疖肿，荏苒经年未治愈。口渴，但不至烦渴引饮之程度。舌面白苔，稍干燥。

腹诊上，左右之直腹痉挛急，心下部有抵抗，证明胸胁苦满，俨然桃核承气汤之腹症也。脉稍沉有力，大便一日一行。

患者喜服汉方药，求药某所，不大见效。汉方无糖尿症之药，为因病名不一，只可下抽象的治方。但罹糖尿病者，往往生者甚少。余既以此药告之，乃与大柴胡汤加石膏合桃核承气汤，服药一周，尿中之糖消失，此后每日不发现糖之反应矣。

和田东郭用大柴胡汤加石膏治脱发，森立之用大柴胡汤治阴痿有效，此亦有趣之事也。

备考

【本间枣轩之说】

消渴，古人单称"消"，《金匮要略》始有"消渴"云云。《伤寒》之消渴，乃谓一时烦渴，无真正之消渴。（中略）仲景氏之书中，凡"妇人"二字标出于书首者，其中仅限妇人之病，无男子之病。以此考之，则消渴亦限于男子之病也，于妇人者甚稀。检阅《药室杂说》中，消渴之治验者数十人，尽男子也；疗治妇女之消渴者，仅二三人而已。（中略）治法依前述论。统为不治之症，但轻症者能节饮食，不怠服药，百人之中亦可救其二三焉。初发者，用白虎加人参汤。多房失精及疝家等，常患腰痛，或下焦虚冷，少腹拘急，发消渴者，八味地黄丸（肾气丸）有奇验。津液涸渴，气血耗散者，选用竹叶石膏汤、麦门冬饮子、天女散等。饱食后，腹胀满者，用五味平胃散。便秘、腹胀者，用调胃承气汤、麻子仁丸、芦荟丸，施用蜜煎导，灌肠法亦宜。常服牛酪，饮葛根粉、葛根水等，亦为止渴之一手段也。

麦门冬饮子者，麦门冬、人参、知母、生地黄、茯神、五味子、栝楼根、葛根、甘草、竹叶也。天女散者，天花粉、地黄、葛根、麦门冬、甘草、五味子、粳米也。

【有持桂里之说】

《字书》云：瘭，即消渴病。盖"瘭"从"消"字而出。消者，饮，烦，渴，恰如旱天灌水、日下曝冰之消也。"消渴"二字相连，为良好之病名。此病，古分纪于肺、胃、肾三部，呼之为三焦渴。大抵汤水多而食少，大便如常者，上焦渴也。多饮汤水，又常多食，小便赤黄色者，中焦渴也。渴而好汤，小便如浊物之膏者，下焦渴也。此病，前哲或谓系胃热之症，或谓积久饮酒所致，各持一说。鄙意观之，酒食、色欲皆足患此也。

消渴久不愈，则成雀目（夜盲症），或脊发痈。

白虎加人参汤

此治所谓上焦渴之上消方者也。友人青圃患消渴，舌白苔而燥，脉缓，用此方得奇验。

调胃承气汤

消谷善饥，大便鞕，所谓中消之症，此方治之。（大塚曰：抵当汤治消渴亦有效。）

肾气丸

此方为下消之治剂。下消，精髓枯竭之故，引水自救也。吾师云："消渴之证，脉似阳而实阴，故用肾气丸。"余初闻之茫然，历多年乃神悟，吾师之所谓阴阳，即仲景之所论浮沉者也。又，脉书所言微细如蛛丝，非阴脉也。此事非可面提口授，唯学者留意研究，自能知之。（大塚曰：八味丸证之患者，其最高血压在生理以下者为多，足资参考。）

《外台》中疗消渴、口苦、舌干者之方

麦门冬、茅根、乌梅、栝楼、小麦、竹茹。

生津汤

麦门冬、黄芪、栝楼根、甘草、人参、黄连、牡蛎、地黄、知母。

前方用于轻症，后者用于苦消渴嘈杂者为宜。

钱氏白术散

人参、白术、茯苓、藿香、木香、甘草、葛根。

缫丝汤

煮蚕茧之汤。

蜗牛散

烧存性，服用其末。

铅用散

栝楼藿香丸

益元汤

石膏、黄柏、地黄、栝楼根、地骨皮。

《外台》疗消渴方下，除栝楼藿麦丸外之七方，皆后世之方也，运用之或有危险，故不录。消渴者，通

例等于今日之糖尿病、尿崩症。其他口渴多尿之疾病，亦包含于此病名中。此等之药物，力能止渴，即糖尿病之效药也。

《活人事证方》神功散同芍药甘草汤

治消渴有效。

第三十三章　脚气

【原因】

真原因不明。维生素不足，为本病诱因中之一。

【症候】

本病之主症，为运动及知觉障碍，并心脏患之症状。症状有轻重种种之别，最轻度之患者，唯仅自觉，做事上不感何等之疾苦；其重症，则患者诉疾苦之甚，疾病颇有急性的经过，至致死的转归。

本病大别为下四种：

（一）神经性症：本病徐徐而起，且病初之症状轻微，大多不能明示起始之趋势。患者亘数日或周余后，则全身倦怠、恶寒、头痛等，或以加答儿症状为前驱，如鼻加答儿、气管枝加答儿，或胃肠障碍而露本病。迨夫本病之固有症候出现后，此等症状即消散。

本病固有之症候为脚气（尤其是下腿）感倦怠与

萎弱,步行时容易疲劳,时于腓肠筋紧张之时,感疼痛。患者诉头痛、口渴、容易脱汗;其次,脚部、手指、口围感知觉麻钝,下腿现轻度之浮肿,下腹部则知觉障碍,眼睑、耳壳亦现之。随病势同进行,而伸展于下肢、手指、前膊等。

暂时患者诉心悸亢进、心窝苦闷。心悸亢进,为疾病之初期。只现于运动时,其后于安静时亦起。食欲缺乏,利尿减少,大便秘结。

膝盖腱反射,于疾病之初期中亢进,其后渐次减弱或竟消失。又,脚部之粗大力减退,故患者容易蹶仆①。脉搏数增加,速而且软。

(二)萎缩性症:本病亦如神经性病,脚部感萎弱。腓肠筋之紧张,徐徐而起,后脚部之萎弱逐日渐进,遂致大腿股关节成轻度之屈曲位置,下腿从膝盖以下成铅直悬垂,足部呈内翻马足状。其他,脊髓痨之际,患侧跟腱之压痛觉减退或消失。早夜侵害上肢之运动,而现该筋肉之萎缩,大鱼际及小鱼际殊扁平,甚至凹没。陷于上述之状态,患者每不能动作,致缚于病褥。

知觉障碍亦神经性病,脉搏及心脏异常,浮肿仅存或全缺,腱反射亦大减弱或全消失。

---

① 蹶仆:跌倒。

其他间亦有陷于萎缩及筋肉挛急性挛缩者，此尤多见于腓肠筋。

本病经过甚缓慢，有亘数月或年余者。

（三）水肿性症：本病或如神经性症，脚部徐发萎弱，或起萎缩性症，患者之步行渐次困难。但在萎缩性症之际，不呈显著之运动麻痹及筋肉萎缩，但浮肿为本病之特征，先逐日现于脚部，广延于身体各部，遂及于浆膜腔。患者诉心悸，呼吸促迫，心窝苦闷，利尿显著减少，大便秘结。

心脏，尤其左心扩张，往往为心囊水肿所蔽，难以辨认心脏真正之扩张。

（四）急性恶性症或心脏性症：本症之特征为急性心脏机能不全，好袭少壮之人。即于健康时，本症俄然而起，或以轻症脚气之症候为之前驱，速来病势之恶化。患者心悸，心窝苦闷，呼吸迫促，体温上升，食思全失，烦渴，恶心，呕吐，利尿减少，颜面污秽、苍白色，大便常秘结。

其他，患者诉脚部倦怠及重感，腓肠筋紧张，压之觉疼痛。又，下肢现轻度之浮肿，知觉麻钝，脚部之运动麻痹激增，心悸，心窝苦闷逐日显著恶化。患者诉胸内如爆裂样之苦楚，眼目、口腔、鼻腔开大，瞳孔散大，其颜面甚险恶。

心囊及其他之浆膜腔现水肿，但此水肿性症，则增加心动之数。心脏部及心窝部见泛发性之博动，心尖之音幽微而昙浊，第二肺动脉音亦昙浊，颈动脉跳动，桡骨动脉频数且软，上下指端厥冷，呈紫蓝色。肺脏陷于急性气肿，心脏浊音部狭小，甚至完全消失，横膈膜及其他之呼吸筋呈不全麻痹状，呼吸迫促，体温下降，患者精神亡失，遂在肺水肿之症状下而毙。

【疗法】

神经性症，感下腿之倦怠与萎弱，出行之际容易疲劳，头重，口渴，脱汗，加以下腿浮肿，知觉麻钝等，可与越婢加术汤。病势进步，浮肿伸展全身，心悸，胸胁苦满，利尿减少，大便秘结者，与大柴胡汤、柴胡加芒硝汤。

萎缩性症，用桂枝加附子汤、桂枝附子汤、八味丸、当归芍药散、当归四逆汤、桂枝芍药知母汤之类。

水肿性症，初发脚部萎弱，下腿浮肿者，与越婢加术汤。若脉浮紧，口渴，烦躁，全身现浮肿，无自汗之症，利尿减少者，与大青龙汤。胸胁苦满，心悸，呼吸迫促，小便减少，大便秘结者，与大柴胡汤、柴胡加芒硝汤。若浮肿强烈，心下有坚硬如板之痞状，食欲缺乏，颜色如土，心悸，呼吸迫促，喘息，小便减少之候者，与木防己汤。服下犹不效时，与木防己去石膏加茯苓芒硝汤。

心脏性症，与以上诸症迥异，病势急激，多冲心之惧。本病总犯阳实证，初期即为下剂之适应证。

若胸胁苦满，心悸，呼吸迫促，体温上升，食欲亡失，烦渴，恶心，呕吐，大便秘结，小便减少之候，先与大柴胡汤。恶饮食，饮之呕吐，不能纳入时，与瓜蒂散以吐之。若腹满之甚，喘鸣迫促，大小便不利者，与大承气汤。心下如石之坚硬，肩背凝结，呼吸迫促甚，烦躁，心中有懊侬之状，大小便不利者，速与大陷胸汤。危迫眉睫，有冲心之兆者，与走马汤。若阳极变阴，脉已变沉迟，烦躁，厥冷，现吐逆之状，投与吴茱萸汤，能救十中之一焉。

《朱氏集验方》

去杖汤（与芍药甘草汤同）治脚弱无力，行步艰难，有效。友人戴明远用之，有效验。

大塚按：《魏氏家藏方》之"六半汤"（芍药甘草汤同）条，治脚气行步不能云云，此方亦常有应用之机会也。

《外台》

生姜半夏汤，治脚气入心，闷绝欲死者为宜。

《医事小言》

腹挛急及于痹时，用桂枝加苓术附汤。足不肿而其初气急者，最惧之候，不得不诊察其有无冲心之兆。微带寒热，舌上有苔，渴而小便不利，咳喘，脚弱者，越婢加术汤之证也。心下坚块如凝，小腹不见格别，或手足不肿胀，无异常之兆而水肿者，用木防己加茯苓芒硝汤。本方去石膏，但热渴者不去为宜。全身软肿，呼吸障碍者，用防己黄芪汤。从胸至喉发肿，音声变态者，凶兆也。肿少有，小便数日不利，但其肿甚坚，烦渴者，水毒伏于内，冲心甚急也，不能平卧者，冲心之候也。肩息者亦然，胸间之动气强大，人迎之脉强大者，冲心之候也。言语气息不足者，亦冲心之象也。

《类聚方广义》

脚气致萎弱，不能起立，麻痹之特甚者，乌头、附子入方剂无效，此用乌头汤为宜。

【本间枣轩】

脚气冲心之渐近者，用茯苓饮合吴茱萸汤，有奇验。此方咽下，呕气忽止，饮食亦纳，小便亦快利。予多年试用此方，救急颇多。

第三十四章　拔没笃氏病

【原因】

本病因甲状腺机能亢进，形成自身中毒症。多见于女子，但幼年时不现。

遗传因素，与本病之发生有重大关系。本病之患者，其两亲或祖先大多有神经或精神之疾患。其他之全身病，如糖尿病、心脏疾患、结核疾患等之家族，发生本病者甚多。其他神经病之经过中发生者间亦有之，精神的兴奋、急性传染病等亦为本病之诱因。

【症候】

本病之特征为心悸、甲状腺肿大、眼球突出及振颤。

心悸，即心脏急速症，为本病之症候中最早促患者注意之一症。疾病之初期，唯身体及精神之亢奋踵起，安静时不明显。病症进化，遂达持久性。患者觉腹内不快，搏动之感，诉恐怖，胸内紧迫及苦闷。心脏收缩之数，在健全时六十至八十，本病之心脏收缩数则在百二十以上，其时与脉搏同速。其他，心动频数，发作性显著，同时心动旺盛，胸壁显著振动。其他，口盖弓、脾脏、肾脏等亦呈搏动。心动既如上述之强盛，于是渐次心筋之扩张及肥大，间亦可听得收缩期的心脏杂音。

甲状腺肿大，亦为心悸之前驱。大多发于其后，或多同时来者。此肿大常现于两侧，亦有先发于左侧，而后来于右侧者。此甲状腺肿大，为纯粹之脉管性腺肿，基因于脉管，尤其于动脉及静脉之扩张及延期。于甲状腺肿，分述六征于次：明显而得望见之搏动；触之知振颤；明显而能听见吹鸣性之杂音；动脉管之扩大；脉管之破坏性易；脉管内之血液对于压易排除。

眼球突出，每常现于两侧，眼目渐次从眼窝突出，其时眼睑完全不能闭锁，不能掩蔽眼球。

眼球机能陷于机能不全，尤其是视轴辏合机能更失其功能，此名真欧皮乌斯症候。亦有眼球与眼睑之运动不相符合者，名曰咯雷夫欧斯氏症候。更有眼睑开大，与之刺激，其瞬目减少或缺少者，名曰司脱儿维咯氏症。振颤时常见之，其眼动小而且速。

又，往往呼吸困难，喘息发作及咯血，颜面呈苍白色，眼球带蓝青色，体质多纤弱，呈神经质，容易兴奋，屡屡诉不眠。其他，发汗甚易、分泌唾液及尿之排泄量增加。有时并发黄斑、白斑、巩皮病、限局性皮肤浮肿、荨麻症、关节浮肿等。又，来多量如水之呕吐，其重笃剧甚者下痢。

【疗法】

动悸、不眠、发汗过多、神经过敏、见物易惊、胸胁苦满、肩凝等，与柴胡加龙骨牡蛎汤。若胸胁不苦满，而诉以上之见状，甲状腺之部分有压迫感，或喉头有狭窄感者，与半夏厚朴汤。耳鸣、眩晕之甚者，苓桂术甘汤、当归芍药散之类，合方与之。脉浮大、心悸、呼吸迫促、口渴、舌干、眼球突出者，与越婢加半夏汤。症状进化，呈枯燥之状，应用炙甘草汤。失眠之甚者，从证选用酸枣仁汤。

栀子豉汤、泻心汤、茯苓饮合苓桂甘枣汤，或茯苓饮合酸枣仁汤之类，以上之方剂服后，仍心悸不静时，顿服桂枝甘草汤或桂枝甘草龙骨牡蛎汤。

实验例

（一）幡谷町，田中氏之妻，三年前罹肋膜炎，愈后心悸亢进，耳鸣，肩凝。治法已尽，终不轻快。有一医生下梅毒之诊断，注射萨鲁侯儿生之外，别无良法云。但病家尚迟疑未定，偶有一人知之，遂劝来余处乞诊。

余一见而知为拔没笃氏病，下为初诊日大略所举之现症。昭和七年三月三日初诊。

身高长，稍赢瘦，眼睑裂开大，眼球中有光泽，甲状腺肥大，脉促而有力，心下悸与脐动均明显，筋肉搐搦，大便一日一行，尿意频数，口渴，有舌苔。主诉耳鸣、头重，目下最痛苦者，为月经之前，以上症状更恶化。

投与大柴胡汤加石膏，合当归芍药散，耳鸣、头重、肩凝均轻快，但诉下腹痛、食欲减退。四月二十五日，转用小柴胡汤加石膏，合当归芍药散。

继服不满三个月，自觉痛苦消失，眼球复归于正常，甲状腺大减退，颊部现筋肉，还复数年前之状。家族皆惊喜不止。

（二）同道荒木性次君之知友某之妻，乞诊拔没笃氏病。余与荒木君倾心相谋，尽术以治之，亦能稍轻快，但未至痊愈。服药一月余，以效迟故，去而就西医。此后余每诊拔没笃氏病，病家心誓能依余方继服半年以上者，方为投剂。西医更有何种治法？尚不疑为效迟。汉医之治一月不瘥者，即以为效迟而去。以此观之，西医真有一种魔术的魅力矣。

第三十五章　神经痛

神经痛者，所患神经之范围上有广延之疼痛，现出发作性，或恶化。疼痛发作之数及持续无一定，疼痛之性状亦不一，或如钻，或如灼，或如碎。虽强壮男子，亦必绝叫呜咽，不能营心身之劳动，亦有妨碍睡眠者。

大多神经痛在维雷氏压点，压迫此压点则招来所患之神经疼痛发作，若更增剧者。

皮肤之知觉，大多在所患神经之范围而起障碍，初期呈知觉过敏，后期则知觉亡失。

脉管运动神经、分泌神经及营养神经，亦往往同时障碍。其他激甚广大之疼痛，则放散于皮肤部分，或来间代性，或来强直性之筋肉痉挛。

解剖的变化多阴性，只于某场合呈神经炎性变化。

神经痛之原因，有感冒性、外伤性、传染性及中毒性之区别。

又有反射性神经痛者，是起于远隔器官之前驱疾病，屡见于妇女生殖器之疾患。

吾人所最多遭遇者，为颜面神经痛及坐骨神经痛。

一、颜面神经痛

【原因】

本病为最常见之神经痛。因三叉神经分枝，通过复杂之骨干，且其末梢之所在浅表，易蒙伤害。

感冒性三叉神经痛，发生于受冷之气候，或遭遇风雨者，比较少见。

传染性三叉神经痛，适来于马刺亚里神经痛，此外来于肠窒扶斯、因夫鲁恩柴及梅毒等。

中毒性三叉神经痛，因中铅、水银之毒而来。又，痛风起于糖尿病之际。

外伤性三叉神经痛甚多，若三叉神经之挫伤。

又，刺创、头盖骨之膜炎、肿疡之压迫、神经干之肿疡侵蚀、齿牙、颈骨、鼻腔、前额腔、眼及耳等之炎症等，为其原因。有时本病继起头盖底之疾患，如脑膜之梅毒性急性炎症及肥厚、脑底肿疡、脑动脉瘤等。

本病男子比女子为多。又，肥胖、贫血、神经者亦多。

【症候】

本病常发于偏侧，但亦因恒久性而渐次及于其他处者。此际最初冒者为一侧之神经，大多疼痛消失。

同时冒三叉神经之全三枝者少有，最多者不过发三叉神经之某一枝中之一枝，就中最多者为上眼窝神经。

疼痛发作之时，间有前驱症，发毛皮感觉、蚁行感觉、冷感、强直感觉等。

疼痛之性状，剧烈时，或如灼，或如碎，或如钻。其发作之持续及反复并无一定。

皮肤之知觉，始而敏锐，后渐麻钝，或竟亡失。

血管运动机能障碍，初期大多脉管痉挛，皮肤变苍白色；未几，见该部脉管之开张，因此而皮肤潮红及诉灼热。

分泌障碍亦为往往发生症候，泪汁及鼻汁之分泌增加，甚至出衄血。其他，汗液之分泌亦显著。

二、坐骨神经痛

本病，外伤及感冒为最常见之原因，为诸神经痛中之最多见者。

感冒性之原因，为露卧湿地或冷石上，或沉溺水中，或其他之野营等。

外伤性之原因，为坠落、冲突、打击、久时之跪坐，或乘马及峻路之长行，行运过劳，大腿之骨折及脱臼，坐骨神经部之肿胀及渗出物，子宫及卵巢之转位及肿疡，子宫周围炎，子宫背炎，妊娠，直肠内粪便滞积，骨盆腔之肿疡，脊椎之脱臼，骨折及肿疡，脊髓膜之出血、炎症及肿疡等。

传染之原因亦来自本病，如马刺利亚、梅毒，有时如淋疾、肠窒扶斯恢复期、急性关节洛伊马荼斯等。

中毒性之原因，往往见于糖尿病之际。

【症候】

本病多来于偏侧，有时则从偏侧而及于他侧，或始即两侧齐发。其来于两侧者，为脊髓痨之一症候，极难治愈。本病容易诊断。当问诊何神经痛之范围，得患者坐骨神经之路径。其疼痛从臀部之坐骨神经之派出部，沿大腿及下腿之后面，波及足跖。

部分坐骨神经痛者，沿大腿之后面，或腓肠部，或只限局于足跖之疼痛也。

压点肠骨后上棘之高，接于荐骨①之近旁部分、臀部之下缘，出于坐骨神经之坐骨截痕部分、大转子之直后、大腿后侧之中央后股皮神经分歧之部分、膝窝部、腓骨头之直下、内外踝缘之后侧等。

患者起立时，脊柱多向患侧面弓曲，稀有向健侧弯曲者。罹患侧之脚部之筋肉，渐次陷于不动性萎缩。

命患者伸展下肢之膝盖关节，屈曲股关节时，大

---

① 荐骨：即骶骨。

腿之后面发剧痛，则该坐骨神经亦伸展。此症候在本病之诊断上颇重要。

【疗法】

从证运用桂枝汤之加减。

局所有潮热、灼热感，泪液、鼻液增加，与葛根汤。疼痛剧甚，烦躁，口渴，选用越婢汤、大青龙汤。

局所有冷感，皮肤苍白，脉沉细、沉迟者，与麻黄附子细辛汤。

病情顽固，荏苒不愈者，从证选用桂枝芍药知母汤、乌头汤、附子汤之类。

神经痛之中，所谓基因于瘀血者，余名之为血证性神经痛，选用桂枝茯苓丸、桃核承气汤、当归芍药散之类。

坐骨神经痛，以应用桂枝茯苓丸、桃核承气汤、当归芍药散之时为多，其他则"颜面神经痛"条下之方剂亦可选用。尝治糖尿病，与八味丸亦奏效。吾友荒木性次君，与苓姜术甘汤。

速治老人之顽固坐骨神经痛、神经痛之顽固者，通常附子汤不能见效，苓姜术甘汤亦有奇效。发作性疼痛剧甚，不能动，亦不能触指者，运用芍药甘草附子汤、甘草附子汤、乌头汤之类，或单与甘草汤。总之，疼痛之甚者，大抵不能速治，其轻微者易治愈也。

慢性症，则须经过时日，亦有因投剂而往往疼痛增剧者，临床家往往遭遇之。投药之前，须先告患者以宗旨，慢性与急性之不同，使患者理解。汉法多因此而损名者，此宜特为注意者也。

备考

《小青囊》理中汤

治受寒邪之腰痛。

《杨氏家藏方》水玉汤（小半夏汤同）

治眉棱骨痛不能忍者有效，此因痰疾之所致也。

第三十六章　末梢性神经麻痹

【原因】

末梢性麻痹之疾患，为常见之疾患，其原因分感冒性、外伤性、中毒性及传染性四种。

末梢性麻痹之发生次数，依各个神经而异。其神经之径路有表在性，在长远之长程中，蒙感冒及外伤者为最常见，其陷于麻痹者亦愈多。故颜面神经及桡骨神经之麻痹，为吾人所最多遭遇者。只中毒性麻痹一种，或系毒物，吾人未能加以说明，在条件之下，侵一定之神经，陷于麻痹。例如见铅中毒之际，两侧桡骨神经麻痹是也。

【症候】

末梢性麻痹容易认识。何则？盖不论何处，均能见其所属之筋肉现运动障碍，或一肢之神经及所属之筋肉均陷于麻痹。此亦大多为末梢性之原因，故该麻痹肢之神经呈变状。反之，若两侧之上肢或两侧之下肢，或四肢均陷于麻痹者，其原因在脊髓，此名截瘫。又，偏侧之上、下肢现麻痹者，其原因在脑髓，此名偏瘫。

一、颜面神经麻痹

【原因】

本病为最常见末梢性麻痹之一，其原因分如次之数种：

（一）中毒性颜面神经麻痹，此中尤多铅中毒。

（二）传染性颜面神经麻痹，此除癫病者发之外，尚有发于窒夫的里、丹毒、肠窒扶斯、梅毒、赤痢及其他带状匐行疹、多发性神经炎、流行性感冒、产褥等。

（三）感冒神经颜面神经麻痹，为颇常见之症，本病症百分之七十二由于颜面接触冷气。

（四）外伤性颜面神经麻痹，亦为常见者。初生儿于分娩之际，用钳子手术，压迫颜面，致起本病。此中最多者为耳疾，由岩样骨之结核性破坏，传布于夫阿洛芝浦氏管，经过其内，压迫颜面神经干，遂崩坏之，以成本病。其他，起于颈部淋巴腺、颚下淋巴腺，或耳下腺之肿大或化脓，压迫颜面神经，或破坏；而颜面之受切创、打创、外科手术、枪创等亦为本病之原因。有时遇头盖底之压迫，亦能唤起本病，如硬脑膜之梅毒慢性炎症、肥厚，脑底之肿疡，如脑动脉瘤。

（五）症候的颜面神经麻痹，现癫病、白血病、痛风、糖尿病、延髓及脑髓疾患、多发性神经炎、幼年性筋肉萎缩症候之一病状。

神经性之人及酒客易罹本病，此因神经组织之抵抗力减退之故。

【症候】

本病症候中之必发者，为颜面神经麻痹。其他，颜面神经从运动枝分布于口盖筋及马镫骨，来自悬雍垂及口盖弓之倾斜，或听觉异常，或味觉纤维性，亦从浅大岩样神经之三叉性神经来于颜面神经。鼓索神经再从颜面神经而出，致味觉障碍，亦本病中之一症候。又，泪液腺及唾液腺分泌神经纤维，亦出于颜面神经，致泪液及唾液之分泌障碍，亦见于本病。

颜面筋肉之麻痹，为本病必发之症候。与上述症候颜面神经干之部位相异，颜面之患侧既变其姿容，一见便知本病之存在，即该部之皮肤失皱襞，平滑，眼睑开裂比健侧广大，患者眼睑之闭锁障碍，又往往下眼睑外翻，患侧眼流泪。今试患者营嗤笑运动时，患侧全失其运动，其状如假面。

今欲逐次精密微视每个之颜面筋麻痹，患者一定营颜面运动，前额之患侧失皱襞，健侧现水平之横皱，患侧蹙额之际依然不变形。

皱眉筋麻痹者，患侧之眉间失皱襞也，眉比健侧低下，患侧之瞬目消失，颜面显著倾斜。以指尖试之，或接触于眼睑角膜，不起反射的瞬目。尤其当患者闭眼时，健侧之眼能开合，患侧之眼开放不动，颜面之倾斜愈显。

鼻尖健侧倾斜，鼻孔患侧狭小。

口裂及颐部牵引于健侧，口角举筋因而麻痹，而患侧下垂。又，患侧之口裂不能闭锁，口笛、嘘啸、吐唾作用，口尖不能挺出，从裂口逸出空气；饮食之际，食物容易从患侧之裂口溢出，于是患者之头部不能不倾于后方。

颊筋麻痹，则障碍咀嚼运动。颊部不能营充分之紧张，颊黏膜咀嚼运动之际，嵌入齿列间而伤之。又，食物堆积于齿龈、颊黏膜之间，患者不得不以手指抉出，或从外方压迫颊部，驱逐出口腔。

味觉障碍者，从颜面神经之膝状节与鼓索神经之颜面神经分歧部分之间生障碍也，常冒于舌之前方三分之二之部位。或唾液之分泌减退，口腔之患侧屡感干燥，泪液之分泌亡失。

颜面神经麻痹往往发前驱症，如眩晕、头痛、感头内朦胧、耳鸣难听及耳痛等。此等之前驱症，直至发病。

本病有轻症、中等症、重症。三种之区别，轻症颜面神经麻痹，可见电气兴奋性之变化，施特种之疗法，大抵经二三周间，自可治愈；中等症呈部分的变化反应，治愈须四周至六周；重症颜面神经麻痹，现出完全的电气性反应，渐次颜面筋瘦削，有致终生不愈者。

颜面神经麻痹，大多来于偏侧，现两侧者稀。

二、桡骨神经麻痹

【原因】

外伤为本病源中最多者。其他，感冒、传染病、中毒亦本病发生之原因也。

【症候】

本病之来，手及指现特有之变状，上肢上举于地平线，则其手之手掌面屈曲，同时内转，拇指外转且稍弯曲，而指节手掌面亦屈曲。

本病恒多俄然而起，有时其前驱症，现知觉异常。

【疗法】

颜面神经麻痹之初期，其轻症者，可用桂枝加黄芪汤、黄芪桂枝五物汤、桂枝加附子汤、桂枝加术附汤、桂姜枣草黄辛附汤之类。

桡骨神经麻痹，亦可用以上方剂。

备考

《伤寒六书》

诸虚寒乘，郁冒不仁（即无中心之貌，转麻痹之意也），血气虚弱，不能周流一身者，是正气中伏邪气，故肢体顽麻不仁，厥如死尸也。用桂枝麻黄各半汤。

大塚按：厥者，不仁之甚也，今谓知觉消失也。

【本间枣轩之说】

麻痹之一症，属于中风、痫证之微渐，而不备中风、痫证之正证，难定为中风，亦不能认为痫症也。又有似痛风处。古人则别立其病门。《金匮要略》中之"中风历节"篇中，痹亦列入，"但臂不遂者"痹也。其病情为偏臂或两侧麻痹萎弱羸瘦，血色无红活，或痛不能举，或不能伸屈，非中风，非痛风，无恶寒、发热之证，饮食如常，因循而永不愈。或发于脚，大多其始为两脚或一脚之指痹，渐渐由膝而上，或萎弱，或掣痛，瘦而细，血气凝滞变色，步行困难，而致残废。其病臂者，先用桂术附汤、桂枝加苓术附汤、葛根加术附汤及桂枝芍药知母汤。无效时，再用大防风汤、独活寄生汤等。脚之治法，治用以上诸方，又可随证用六物附子汤、肾气丸之类。（下略）

大防风汤者，地黄、芍药、当归、川芎、黄芪、白术、附子、人参、独活、牛膝、杜仲、甘草也。六物附子汤者，苓桂术甘汤加防己、附子也。独活寄生汤者，独活、寄生、杜仲、牛膝、细辛、秦艽、茯苓、桂心、防风、川芎、干地黄、人参、甘草、当归、芍药也。

第三十七章　动脉硬化症

【原因】

本病之主要原因，为酒精中毒及梅毒。尤其以幼年时之梅毒易唤起本病，但不因梅毒固有之变化而来，故不得不与梅毒动脉炎有区别。其他，脂肪过多症、糖尿病、痛风、肺痨、铅及尼哭金中毒，亦唤起本病。酒精比之梅毒为少。

热性传染病中，尤其是关节洛衣马基斯、马刺利亚，发生本病者不少。

遗传亦决不可轻视。脉管弹力性之良否，有遗传的关系。年龄亦与脉管弹力之变化有最要紧之关系，年高则由脉管退行性变化之倾向，因发本病者亦甚多。

【症候】

本病患者之皮肤乏弹力，富皱襞，筋肉萎缩，骨质菲薄。血行器官呈本病固有之状态，动脉管强固，脉搏扁平，脉波之升降颇迟缓。

心脏多呈著明之变化。若全身之血管硬化，以致全身血压之亢进，其结果，心脏肥大扩张，甚至惹起心筋之衰弱。实际上，全身之动脉不悉呈硬化性变状，唯呈上行大动脉之动脉硬化症。左心室肥大扩张，又兼以冠状动脉硬化症时，此为随附之疾苦。

上行大动脉硬化症，所患之动脉管扩张及延展，屡于喉头窝容易触知其搏动。叩诊上，于胸骨之右缘，约有三厘米之广袤，呈鼓性浊音；听诊上，有收缩期杂音。此杂音与大动脉瓣孔狭窄之际所现异点之杂音有相异之点，其性甚柔软，其始与心脏收缩期一致，且多兼大动脉第二音之有响性旺盛。

又，上行大动脉之硬化症，屡有冠状动脉硬化症，随兼大动脉瓣闭锁不全或大动脉瓣孔狭窄。

下行大动脉硬化症，腹壁菲薄而柔时，触诊上呈蛇行状，现硬固之脉管，遇轻度之压迫，触知其容易起喘。

上下肢动脉硬化症，所患之动脉硬固，呈蛇行状，脉搏小或全缺。其他，所营之肢部之运动性、知觉性、脉管运动性及营养性机能受障碍。尤其明确下肢动脉硬化症之际，所见之变状，发现所谓间歇性跛行症。患者于该部有异常之感觉，诉热感、冷感、疼痛及紧张之感，运动下肢每常增剧其度，遂至运动中止。又，硬化症达强度，所患之动脉闭塞时，其所属之末梢部致生坏疽。

脑动脉硬化症，为所患之脑髓循环遇障碍，遂示所谓动脉硬化症性脑髓软化症，现出诸种之局所症状及全身症状。又，患者呈类似脑神经衰弱之症状，感头痛、眩晕、全身倦怠。

本病，脑溢血亦为最常见之原因。

【疗法】

动脉硬化症之患者，阳证与实证为多，用冷药、寒药、泻下药之配剂为多，如石膏、大黄、芒硝、山栀子之类组入方剂。

本病呈神经衰弱症之症状，感头痛、眩晕、不眠、不安，且时时衄血者，用泻心汤、栀子豉汤之类。如心脏喘息、心下坚硬、面色恶、口渴、心悸、小便不利等，与木防己汤。服之一旦轻快者，再与木防己去石膏加茯苓芒硝汤。石膏与茯苓，与芒硝，有互相关联之作用，可考究上之二方而运用之。

间歇性跛行症，可用桂枝茯苓丸，或当归芍药散、当归四逆汤之类，从证兼用附子汤或合方。若有坏疽之倾向者，亦运用以上之方剂。

有动脉硬化之倾向者，全身肥满，腹部有膨满之倾向者，从证、从人，用大承气汤、大柴胡汤、大黄硝石汤、大黄牡丹皮汤之类，连服之，可减轻全身之症状，能软脉力。

阿笃雷那林可硬化动脉，使用于动脉硬化之时，须细心注意是否确为阿笃雷那林症。若近似阿笃雷那林，而为欧夫欧特林证，则亦危险之药品也。其原料恐有麻黄。

余对于明确诊断为动脉硬化之某患者，其血压常在二百以上，为一个七十三岁之男子，患病已半年以上，投与越婢加半夏汤、木防己汤，旋即气管枝喘息、心脏性喘息和缓，目下犹健在云。麻黄一味，有无治疗动脉硬化作用，虽不得而知，然从证适当用之，则无危险也。

往年，有一男子，年六十余岁，患上症（指水肿）。余一诊之，与甘草麻黄汤服之，一夜出汗而死。后读《济生方》："患气促，久不瘥，遂致水肿者，与甘草麻黄汤有效。"但此药可发表，老人、虚人不可轻用。余当时年少，未熟方脉，读《济生方》后，始大悔愧前非云。

第三十八章　　脑溢血

【原因】

本病基因于最小脑动脉之病的变化，形成粟粒动脉瘤，此病颇有破裂之倾向，或自然破裂，或因补助原因促进破裂。本病以四十岁以上者为多，亦为常见脑疾患之一。

壮年时之血管疾病，见于心脏瓣膜障碍、肾脏炎、酒精中毒、梅毒及其他传染疾病之际。脂肪过多，且身体短矮，有短颈者，比瘦人为多，故短矮之体质，名卒中质体。但无重要之理由，恐为脂肪过多，呈血管变状也。

本病或见于家族遗传的，是亦血管变状传遗的发生。脑出血亦来于安静时或睡眠时，多为一定的补助原因而促进。补助原因为大动脉系统之血压一时性的亢进转机，即愤怒、俄然精神兴奋、荷重、怒责、饱食、酒精饮用、久时之前屈体位等。其他，肾脏炎及大动脉闭锁不全、左心室肥大、动脉硬化症等，亦能促本病发生。

外气亦与本病之发生有关系。初冬多见脑溢血，此因寒冷所致，皮肤血管上乏血液，内脏中充盈血液故也。

【症候】

本病定型的症候，分多数的病期，即前兆期、卒中发作、反应期、坠废症候及继发性短缩。但此各期不必每常定备。

（一）前兆期：此时期，颈内充血，眩晕，头内搏动，精神兴奋，记忆力减退，眼火闪发，重听，间有一时性之失语症。患者有数时间或数日间身体之偏侧中发现蚁行感觉，或知觉麻钝，或一肢无此等之感觉。其他，一肢或身体之半侧，发觉一时性萎缩或知觉麻痹。

（二）卒中发作：患者突然卒倒，亡失神志。此人事不省之时间，达数小时或数周时之持续，其度颇强。刺激皮肤，不呈反应作用。瞳孔往往两侧大小有异，对于光线之反应甚迟钝。呼吸带鼾声，时现不正之基欧因、斯德枯氏呼吸式。患侧之口唇，呼吸时每翩翩动摇。颜面多呈强度之潮红，表示血液之灌溉；又往往呈苍白色，陷于虚脱之状。体温于初发作之二三小时内，有摄氏一二度之下降，后再复于正常体温，或稍稍上升。脉多强度之中含紧张而充实，颜面苍白而细小，紧张弱，多为缓徐中调节不整。诊断上之必要者，为麻痹侧之皮肤反射，如提睾筋反射、臀筋反射、肩胛反射等之消失。反之，乳房反射则多存在，比之健侧，其度常弱。腱反射亦常于此期消失。且现高度之人事不省，屡见尿之失禁。利尿之起，始二十四小时内，其量常增加，有时证明含蛋白及糖分。或患者反复呕吐，又或起半侧或全身之间代性痉挛。其他时则现强迫的体位，头部及眼目向同侧之方向。其他又现全身之痉挛性振颤。

又，现一时性眩晕、短时之失神、剧甚之呕吐，此名顿挫性卒中发作。又，半侧麻痹等为卒中发作前驱。此种出血，其初血量甚少，先侵害运动性路径；其后血量增加，由是起卒中发作。此种卒中发作，屡屡有其诱因。俄然由脑内充血，器械的振荡症，其一例也。此外，如急速脑压之亢进，亦为卒中发作之诱因。

从卒中发作而至醒觉，其状有种种，或俄然而来，或徐徐而起，或全不醒觉。因脑压亢进，达于最高之度，乃陷于人事不省，遂至因心脏或呼吸麻痹至于死之转归。

（三）反应期：此期患者呈显著之不安，体温升腾至平常以上，脉搏频数，出汗，诉头痛，辗转床上，发轻度之谵妄。此症状常有一二日之持续。

以上所述，为发作及反应期脑溢血之定型的症状。有时唯单纯神经亡失，仅呈神志朦胧轻度者，神志呈第四期之坠废症状。此种发作状态之轻重，由出血范围、迟速、多少及其位置而定。

（四）坠废症状：此症候由于出血之部位而异，其主要者为腱反射之亢进，大多发现于发作后三四日或数小时之后。内囊中崩坏时，其他方面则出现偏瘫，见颜面神经、上肢及下肢之运动麻痹。特堪注目者，为颜面神经中之前头筋、皱眉筋、眼睑轮匝筋蒙其侵害。或常以上肢强度侵及下肢，以致知觉全缺，但亦不过一时性之知觉亡失耳。然内囊后脚之后部三分之一崩坏时，则招永久性之知觉亡失。

检查运动麻痹之状，其背部之筋呈偏侧麻痹，肩胛骨下垂，患侧胸廓之呼吸运动微弱，患侧腹壁之努责作用力亦微弱，患侧之声带运动困难。又现交感神经麻痹之症状，而见颜面偏侧潮红、偏侧发汗、眼球陷没、眼睑裂狭小、瞳孔缩小等。

疾病随时日而进，麻痹症状之一部分，或急速或徐缓消失。麻痹之最早且大，而解脱最缓者，厥为下肢麻痹，此因仅仅残留腓骨神经之麻痹，往往使患者足尖步行，又屡屡足尖曳引至足。上肢麻痹之缓解者仅微，以前膊背面之伸筋麻痹症状最为困难。麻痹患久，乃致筋肉之不动性萎缩。

（五）继发性短缩症状：此症状起因于脊髓锥状体径路之继发的变性。手指屈曲、伸展困难；前膊多屈曲，稀有伸展者；上膊呈内转位置。膝盖腱、三头膊筋腱反射及骨膜反射显然旺盛。

本病有再发之危险。又，本病之患者渐次陷于痴钝，有涕泣之倾向。

精神的感应屡屡变化。其他，陷于健忘症，膀胱及直肠亦易失禁，遂致体力衰弱，至死的转归。

【疗法】

平素有头内充血感、眩晕、精神亢奋不安、便秘、肩凝等之症状者，服用泻心汤、黄连解毒汤之类，以防病之未然。高龄妇人多患以上之症状，身体渐次有肥满之倾向者，除从证服以上之方剂之外，还可服用桃核承气汤、桂枝茯苓丸之类。心胁下痞满，胸胁有苦满之状，及耳鸣、头痛、便秘等，与大柴胡汤。腹部膨满，抵抗力强，脉沉实，便秘者，与承气之类。其他，凡食毒、血毒、水毒涩滞郁积，目的除在疏通而投药方者之外，从证可用当归芍药散、大黄硝石汤、大黄牡丹皮汤。以上之方剂，一度罹本病已轻快者，有再发之危惧者，亦可选用之。石膏剂有软脉作用，凡兼动脉硬化症者，尽可从证运用之。当归芍药散所以预防脑溢血，甚有意外之效。余于本方，有去手足之希毗雷感，消散眩晕，屡能降下血压。一妇人患慢性肾脏炎，高压达一百八十甚至二百，服本方时，必气分良好，而止有左手足希毗雷、头重、眩晕。又，对于已袭脑溢血之人事不省、卒倒之一男子，高压在二百五十左右，右手感希毗雷，诉脱力，与此方合大柴胡汤，高压降为一百六十以下，发作消散，目下能活动于业务，而不见任何障碍。至于何证用当归芍药散，望就"药方解说"篇考察之。

脑溢血之预防，参照前章"动脉硬化"症条。

卒中发作，陷于人事不省，痰喘壅塞，用瓜蒂散。就余之经验，则推荐使用走马汤、紫丸之类。但发作后数小时，体温上升至四十度者，不论如何之脉症，可断言其绝无有效之药。又，屡挟呕吐，预后不良者，余对于此种之剧症，无相当之投药。

但卒中发作至醒，入于反应期中，从证选用次之诸方。

心气不安，颜面充血，头痛，烦躁，体温上升，脉浮大、动数或洪数者，用泻心汤、葛根黄连黄芩汤。口渴甚而烦躁者，用白虎汤、竹叶石膏汤之类。烦躁不眠及下脐不适者，用栀子豉汤。头痛，头眩，强烦躁者，用侯氏黑散。烦惊，发谵语，不能转侧者，用柴胡加龙骨牡蛎汤。大便秘结者，用调胃承气汤。若有上冲之气味者，用桃核承气汤。

脉浮而无寒热，妄行独语如狂者，与防己地黄汤。自知身体不能动，亦不能发言语，痛处不自感觉，身体拘急不能转侧，大小便变异者，与续命汤。

麻痹、搐搦久而未愈，手足屈伸运动不自由者，应用附子剂之定证也，如选用桂枝芍药知母汤、真武汤、《近效方》术汤、桂枝加术附汤、桂姜枣草黄辛附汤、八味丸之类。

《金匮要略》"中风历节病"之条下，选用《千金》三黄汤、越婢加术汤、风引汤之类。

备考

【有持桂里之说】

中风，古来殊无明辨。始于《素问》《病源》《千金》《外台》诸书，其大意不过内虚风侵之意。刘河间、李东垣、朱丹溪诸辈之论出，与昔人不同，其见识超绝千古。依鄙见考之，中风为内因之病，无外来之邪，实如三子之论。但病发有由痫而来者，由疝变者，或由于瘀血、结毒（结毒，分陈旧梅毒、第三期梅毒）而来者，其原因虽不一，要之皆起于血气衰败也。

参连汤

卒中风，患心胸，脉浮大数动者，先与此方。亦用泻心汤。

泻心汤

此方能救急，治缓亦能，诚良剂也。

附子泻心汤

泻心汤之症，为但不欲食。其甚时，不欲食，进饭、药即欲睡，或手微冷等症，亦同此方。

风引汤

参照"症候之治方"第十一章。

《古今录验》续命汤

此病无盛热，但脉之浮者，先取表亦宜，故如续命汤等，不可全废。如脉不浮、热不盛者，犹可用此汤。

大柴胡汤

中风，腹满拘挛者，与此汤。口眼㖞斜，身体不遂而缓，言语蹇涩者，此乃古方之妙用也。

乌头汤

从疝而变中风，手足蜷挛，或半身不遂，当用此方。乌头汤与续命汤同为发剂，续命汤治脉之浮大者，乌头汤治脉之弦紧者，此为吾门百试百效之法。又按：此方亦治蜷挛，续命汤治拘急不得转侧，桂枝附子汤治四肢微急，即缓与急少有相差，率皆此类之症云。

真武汤

此方治手足之振摇，或㖞僻（口眼㖞斜）不遂，其脉沉者。

黄芪桂枝五物汤

血痹者，血凝不流也。此种之痹，乃痹中顽麻之谓，此方主治之。

大承气汤

食厥中有从宿食、卒中风之症者，此中风之萌起，发于饮食滞留也。故用吐、下之药后，大多遍体现枯，或言语謇涩。但其发时，与寻常之中风异，胸满而痛，呈苦闷状者，亟与大承气汤攻之。急需时，用备急丸、走马汤。

《疗治茶谈》

四十岁以上之人，别无病象，发洪大之脉者，大多为中风之萌象，速宜灸治、服药，盖此其前兆也。

《丛桂亭医事小言》

俄然眩晕而倒，脉浮弦，面赤色，手足麻痹，言少舌涩，全为中风，但自眩晕发者，用白虎加人参汤或参连白虎汤。眩晕非用白虎汤不为功。三黄汤（泻心汤）、苓桂术甘汤亦可适宜用之，但非如白虎汤之有意外之验也。

《旁翁医谈》

偏枯（半身不遂）中风，言语謇涩者，当与麦门冬汤加石膏。此治大逆上气，咽喉不利，师家之常法也。大凡治偏枯中风，一闲斋翁用石膏。

《类聚方广义》

中风卒倒，人事不省，身热，牙关紧急，脉洪大者；或鼾而大息，频频欠伸者；及醒起后半身不遂，言语不能者；或口㖞斜，言语蹇涩，流涎，泣笑不常者；或神思恍惚者，多用泻心汤。

就食时之老人，卒然晕倒，人事不省者，此际可认其心下满与四肢厥冷，面无血色，额上流冷汗，脉伏如绝，其状如中风者，名曰食郁、食厥，用附子泻心汤为宜。

— 270 —

《橘窗书影》

余尝谓中风之实证者，皆属《金匮》之热瘫痫，其重者用风引汤，柴胡龙骨牡蛎汤去铅丹，加钩藤、芍药、甘草、羚羊角；轻者用四逆散加棕榈叶、红花、白僵蚕及抑肝散加芍药、黄连、羚羊角，而不全治者则甚少。其属大小续命汤、术附（指桂枝加术附、葛根加术附等）之症者，即能生存，亦不免于废人耳。

第三十九章　癫痫

【原因】

本病区别为特发性（即寻常性癫痫）与症候性（即戛克松氏癫痫）两种。

寻常性癫痫定型的状态，起于人事不省及全身之间代性痉挛之发作，由于脑皮质运动中枢及精神中枢之一进性充血而起。

症候性癫痫，起于肿疡形成、出血、脓疡、寄生虫、嵌入之骨片等刺激脑皮质运动中枢，见全身之间代性痉挛或限局性痉挛。此症当特有之痉挛发作时，神志往往全不消失，其全身痉挛，每节从同一肢部始。

特发性癫痫，为颇常见之疾患。女子罹此疾者，比男子为多。

本病常与遗传性有关，但无世世蒙本病之袭来者。

本病之素因，亦间有来于先天性。凡两亲之有酒精中毒之倾向者，其小儿易发癫痫，尤以罹有酒精麻痹之倾向者为甚。

分娩时之障碍，亦为本病之原因，如分娩困难之情形等是。

传染病亦为本病之诱因，尤以梅毒为甚。

中毒亦为本病之原因，此即中毒性癫痫是也，其最常见者为酒精之滥用。

头盖之外伤、全身振荡，亦往往与本病之发生有关联。

精神的感动，例如惊愕、恐怖、喜悦、精神过劳等，亦足诱发本病。

尤其应引起重视的是反射性癫痫。此疾患从脑髓远隔之脏器上起疾病，由此疾病反射的作用，感应于脑髓而起。最常见的反射性癫痫是由于瘢痕组织之愈合致压迫神经而起，除去之则症如消散。此其一例证也。此外，如鼻腔、咽头、耳内之茸肿形成或耳内有异物、粪便郁积、肠寄生虫、包茎、包皮结石、子宫转位、妊娠、心脏疾患等，亦招来本病焉。

【症候】

本病初发于七岁及至二十岁之间。

癫痫之症候，有次举三种之区别：

（一）重症癫痫：本病发生于定型的癫痫发作，其起时突然袭来，或有一定的前驱症状。此前驱症状有远隔与直达性二种。

1. 远隔性前驱症状：来于发作袭之数日以前，患者易愤怒，小事辄亢奋，睡眠不安，健忘症，呈痴钝之症状。

2. 直达性前驱症状（又名搅疯癫）：大多见于癫痫之发作以前数秒之时。此搅疯癫更有次之分类：

（1）知觉性搅疯癫：起种种之知觉变常症、瘙痒感觉、冷感、心窝苦闷、腹部膨满、嗳气、腹鸣等。但此种疾患比较少见。

（2）运动性搅疯癫：起筋肉之短缩、挛缩或麻痹。初发时，每常在同一肢部，从运动性皮质中枢之部位，正规的波及于其他之肢部。

（3）脉管运动性搅疯癫：起脉管筋肉之痉挛，致皮肤之苍白与厥冷。

（4）感觉性搅疯癫：来自耳鸣、耳响、声音难听取，不快之嗅觉及味觉、视觉障碍等。患者所现之色泽则红色尤多，有时见可恐之幻觉，形体陷于暴躁。

癫痫发作，大抵以号叫始。患者俄然亡失神志而倒，此神志之亡失，程度颇强。当患者发作之际，虽其身陷没于火中，蒙剧甚之火伤，尚属不能自知。发作起进，颜面及全身之皮肤呈苍白色，全身之筋肉现强直性之痉挛。经数秒之后，始见间代性之筋肉痉挛，此际眼球振荡，遂回转于肉上方，颜面筋肉极度倾斜；下颚骨与上颚骨互相接着，移动于侧方，起强度之间代性，斗牙之音，远处即能听得之；舌辗转于口腔内，嵌入列齿之间，屡遭损伤，排出染着血样之唾液。而泡沫状之唾液，亦从口唇之间流出，此恐系因咽下筋起间代性痉挛，不能咽下唾液之所致。背部筋肉之间代性痉挛，亦现显著之全身痉挛。患者辗转反侧，呼吸为不正之结滞，往往放鼾声、咽雷样之骚鸣。肢部营种种运动，拇指插下放其余诸指中，致拇指之伸展甚为困难，筋肉收缩之力极强大，往往发生脱臼、骨伤等。头部筋肉之痉挛，程度颇强，阻碍颈静脉之血行，外颈静脉现指节大之青色索状物。

此外，急性眼球突出，强度之结膜充血，颜面紫蓝色等，亦因同一之理而起。皮肤上亦容易出血。

在强直性痉挛之时期，瞳孔扩大；在间代性筋肉痉挛之际，则瞳孔缩小。但光线上其知觉兴奋性及反应，则完全消失焉。

癫痫发作，持续至十秒至五分钟之间，其后筋肉痉挛遂渐次缓解，而至消失，患者徐徐醒觉，不自知其发作时之如何情状也。

或一种患者，于发作后无几时即醒觉。在发作之前，觉心神爽快；发作之后，易愤怒，带亢奋性，或发妄觉、幻觉，破坏身边之物，甚者放火、杀人，但醒觉之后仍属不悟者。此种状态，名曰癫痫后状态，此状态间亦有亘数日而不消散者。癫痫发作起于昼间者，曰昼间癫痫；反之，起于夜间者，曰夜间癫痫。

（二）轻症癫痫：本病尤屡现癫痫性虚神。患者之颜貌俄然变苍白，一二秒时间之神志亡失。患者或闭其眼，或瞬其目，或当步行、写字、读书、奏乐、裁缝等施行手技时，若发作之疾患，则忽然停止其运动；及再现神志时，经若干时之深息或欠伸，始能再行运动，但对于发作时之诸症，则不能自知焉。

癫痫性眩晕，亦为轻症癫痫之一种。患者起眩晕之发作，身体屈曲，或凭几以防其身之转倒。此眩晕发作，亦不外来于轻度之神志消失之发作性也。

强直性及间代性筋肉痉挛，若起于一二之筋肉，其度弱，或持续时间短，神志消失之度轻者，亦为轻症癫痫之一种。

（三）类似癫痫症：本症名癫痫样状态，其种类甚多。

1. 行犯罪之事，如坏乱风俗、放火、杀人等类。似癫痫之症候，此时患者神志亡失，所做之事，醒觉后，似知而不甚知者。

2. 屡现运动机之变调，如向前直走，不知所至；或旋转回环，无所底止，自己毫不知觉者，此名疾走性癫痫。

3. 自过度之发汗而来者，名癫痫发汗。此外，尚有癫痫样之头痛、昏睡、振振颤、失明、神经痛、偏侧知觉亡失等之发作性病。

【疗法】

癫痫患者，大概体格强壮之实证者为多。若腹大满而便秘，脉沉实者，与大承气汤。此证之患者为大食家，消化力本强，因侵入风邪等所致，故与大承气汤。同时宜减食，则发作之袭来自减，头重及其他之神经症状亦可以消失。若胸胁苦满，心下有急迫状态，脉沉实，大便秘者，与大柴胡汤。如胸满烦惊，小便不利，或胸腹之动加时，与柴胡加龙骨牡蛎汤。如更逆上，不安不眠者，兼用泻心汤。泻心汤一方，有镇癫之效。

《金匮要略》中有藜芦甘草汤之方，其条下云：病人常以手指肿动，此人身体眴眴者，藜芦甘草汤主之。此藜芦甘草汤之方论已阙。浅田栗园翁所著《金匮要略辨正》云："以手指、臂动之文义难通，且方亦阙，诸家亦无明辨。"余尝诊一妇人，将按其脉，此妇忽奋指臂扑余膝，恬然无羞惭之色，身体振振然动。予诊断为脏躁（等于歇斯底里），作甘麦大枣汤，连服而不效，久之加咳嗽。予此时遍查诸家方书，得藜芦汤而用之，服后吐多量之痰涎，旧患顿愈。

此藜芦汤，乃藜芦、甘草二味也。依浅田翁之治验，藜芦汤应用于癫痫。但若用瓜蒂散吐而不效者，用藜芦汤亦无理也。

余前年诊一妇人，十数年来，头重、心悸、不眠，时起癫痫发作，陷于人事不省。先治月经过少，与桂枝茯苓丸。头重、心悸、不眠之患，先消失矣。

参照"症候与治方"第十一章。

备考

【本间枣轩之说】

癫之病，发于猝然，因颠仆之故，取其名焉。痫之义未详。《行余医言》中云："痫者，病发简慢之称也。"未免强解。《史记·酷吏传》有"济南瞯氏宗人三百余家"，注中有"瞯，音间，小儿之痫病也"。《说文》云："痫者，戴目能见也。"戴目为痫之主症，故取名曰痫云。其多因父母之遗孽，引血脉而发者。譬诸父母患痫者，其子孙必患痫，且传其子孙之亲族也（中略）。痫之症候，千态万状，变化无极，故有五痫、八痫、十二痫、二十五痫之目，皆本于病状而名。统而言之，总而括之，不过阳痫与阴痫之二证耳。

阳痫即属急病，卒然晕倒，人事不省，四肢搐搦，经看护者之扶摸反致躁扰，口眼㖞僻，鼓颔股栗，一身无处不摇，眼直视上窜，口动，牙关紧急，水药俱不入，咽喉生阁阁之声，涎潮壅盛，气息高，或吐涎沫，或吐顽痰，脉沉微，四肢微冷。须臾，发热出汗，脉浮大，搐搦亦止，反复欠伸，如睡眠中，高唤才应，欲醒不醒，醒则复发几回。

阴痫即缓证也，发于身体之一部，但发一证，不发诸证。即诸证备者，来时亦甚缓慢（中略）。

【治法】

卒倒而牙关紧急，四肢搐搦，人事不省，坠地如死，脉存胃气者，必能回生。先用三黄汤（泻心汤），或参连汤，或加熊胆，或与回生散。口噤不能入药汁者，可从鼻注入。凡人事不省之病人，会厌不盖气道，饮食误入肺中则卒死，故药汁宜徐斟酌用之。欠伸而精神回复，发热出汗，脉浮数者，抑肝散或加羚羊角为宜。虚里之悸动高，精神较复，尚属恍惚，或惊或怯，或妄语，或不寐，或瘛疭不止者，可用三黄汤加辰砂、柴胡加龙骨牡蛎汤、大柴胡汤加羚羊角、侯氏黑散、羚羊角等。

卒然口眼㖞僻，微肿变色者，宜刺以去败血，或刺其络，且与凉膈散。但㖞斜而不肿者，羚羊角为宜。热已解而眩晕未止，心下痞鞕，欲呕，吐涎沫，或嗳气多出者，用半夏泻心汤加茯苓有神验。虚里及脐旁之悸动亢进，逆气屡屡冲于心下欲死者，用苓桂术甘汤或三黄汤、茯桂甘枣汤、奔豚汤等。凡痫病用寒凉镇坠之药后，气逆，眩晕，头项强，四肢瘘痫，或麻木，或不遂，或挛急，或精神恍惚，或忧郁，或悲伤，或喜笑等之症，荏苒久久不愈者，沉香天麻汤为宜。

无痫之症候，但日夜喜笑不止者，是亦痫也，甘麦大枣汤为宜。

回生散者，香附子、紫檀、人参、白檀、郁金、甘草、胡椒也；抑肝散者，柴胡、甘草、当归、川芎、茯苓、术、钩藤也；凉膈散者，大黄、朴硝、甘草、连翘、栀子、黄芩、薄荷药也；沉香天麻汤者，沉香、益智、天麻、防风、半夏、附子、独活、羌活、甘草、当归、僵蚕、生姜也。

《伤寒类方》

柴胡加龙骨牡蛎汤，能下肝胆之惊痰，以主治癫痫，必效。

【惠美宁固】

一男子，头与两手振掉不止，已二三年，腹中无异，饮食亦无异常。余思此仲景师之所谓"四肢聂聂"之类也，与以防己茯苓汤而愈。

《腹证奇览》

癫痫，吐涎沫，见水而发者，五苓散主治之；见火而发者，黄连汤主治之。

第四十章　神经衰弱症

【原因】

本病发于神经系统之病的兴奋及倦怠。

遗传在本病之发生上大有关系。此不独为本病之遗传，即如其他之中枢性官能的神经病或器质的神经疾患，凡家族中有此疾患者，往往遗传而生此疾。

有时先天性中亦有本病之素质，例如两亲为大量饮酒者，或受胎之际罹重笃之疾患者，此等小儿即遗传有本病之素因者也。

但本病大多为后天性疾患，幼年期已有本病之基础者，例如在学校中因精神过劳、过剧之名誉心、体育之不注意、滥行手淫等是。

慢性疾患，尤其随兼以津液之亡失者，亦为本病之原因。内脏下垂症，亦屡屡诱发本病。此外，因频繁之分娩、长久年月之授乳，亦能唤起本病。

【症候】

本病之症候，或俄然而来，或渐次发生，逐日而增加其剧度。有时因主发于一二脏器之神经症状，呈如局部的脏器疾患之状，而致本病之存在者。

本病必发之症状，为脑性障碍，此之谓脑神经衰弱症。患者在精神的劳动之际，容易倦怠，感头内朦胧、头重、头内搏动、头痛等，思考力减退，对于事物乏深思熟虑之力，读书之际，对于书中意义不能了解。由此等之症状，渐次增剧其度，以后遇仅微之精神劳动即感疲乏，渐致患者忧虑自力之微弱，勇气丧失，嫌忌精神的事业；或在当行之时，露恐怖、兴奋及发汗等；眠睡大受障碍，就褥后不容易即睡，即能入睡而时间甚短，且睡中屡屡袭来不安之噩梦。头内朦胧及头重，成为久持性，其进一步，则头目眩晕，往往陷于恐怖状态。

脊髓性症状亦屡屡见之。患者脊柱全部或一局所之疼痛，但虽敲打或压迫，未发现其压点，此种状态，名曰脊髓过敏症。又，往往有荐骨部上灼热之感者。此外，少数之患者，有感躯体之周围有带状之感觉。此种患者往往抱"莫非是重笃之脊髓疾患乎，抑脊髓痨乎"之恐怖，如遇四肢之知觉异常，或膀胱及生殖器机能之神经的障碍时，则愈益增加其恐怖之念。此外，屡屡见瞳孔之不同，但对于光线之反射作用则存在，大多反比健康时为过敏。

膝盖腱反射大多亢进，但有时则减退甚或消失。

脉管运动性及分泌障碍，亦为屡见之症候。苍白及潮红相踵，交发颇为急速。又有发汗之倾向，握其手掌，往往有冷汗。此外，更招胃液分泌之障碍，见分泌过多及盐酸过多。小便亦大多增量，其色透明稀薄，比重亦低。

皮肤知觉变常症亦往往现之，尤其多为蚁行感觉、冷觉、刺冲性疼痛、灼热等。

耳鸣、耳响、难听、眼火闪发、视力减退，亦为屡见之症候。

皮肤知觉过敏症及亡失，亦为频繁之症候。患者屡觉筋肉疼痛，步行不安，容易蹉跌，或在步行之际发剧烈之疼痛，因此故，欲久时就褥。此即疼痛性无力症也。

患者又有食思缺乏，或反之，罹善饥症。此外，在摄取食物之际，颇有不快之感觉，持续于全消化之时间；甚至现神经性消化不良症，即胃部诉不快压迫之感，起胃痛，胃部膨满，频发郁气，颜面着潮红，头内有充血及搏动之感，此外，眩晕、心窝苦闷、心悸等。

肠机能亦遭障碍，腹鸣，鼓肠，大便不畅。

此外，患者有咳嗽刺激，喉头之瘙痒感觉及疼痛，有时发痉挛性失声症，或兼喘息样发作。

尿中含有多量之磷酸盐，呈所谓磷酸尿之状。患者多数因膀胱知觉过敏，排尿之频数；或反之，感小便困难，此因膀胱压缩筋衰弱，括约筋因痉挛性收缩之故。若括约筋麻痹，则小便淋沥。

生殖器亦屡见障碍症状，或患者色欲之亢进，而交接之后，心身又甚觉倦怠，或恨遗精，有时患者陷于色欲亡失症。此外，诉精神的阴痿、精液漏、摄护腺①漏等。

---

① 摄护腺：即前列腺。

【疗法】

吾人日常遭遇最多之神经衰弱症为胃疾患，尤以胃内停水即胃阿笃尼症、胃下垂症为最多。此种患者，最多所患之症状，为头重、耳鸣、心悸、眩晕、疲劳倦怠、不眠、食气不振等，胃中必有振水音之证明。触诊于腹部，觉抵抗甚少（抵抗低而无力），屡见腹筋之拘挛与脐下之动。停水少而头眩、心悸甚者，茯苓桂枝白术甘草汤为宜。予数年前得下举之治验：

神经衰弱症（兼有胃下垂）。佐世保市，高木口口子（二十七岁），主症发作时袭来头重与眩晕。约三个月前，发作甚激，身体摇摇欲倒，不能步行之状态者居多。暂时在夫之任地佐世保市，不思归乡，乞余诊。诊时有胃之下垂症，振水音明显，从证与苓桂术甘汤，分五日服之。后，尿量随病之轻快而增加，第六日步行来院，更与苓桂术甘汤，分五日服之，此后即不复来院。一个月之后，遇其母于途，询之，已痊愈矣。（录自《古医道》）

若胃部膨满嗳气，食思亡失，头重、心悸、眩晕、不眠等之症状者，与茯苓饮，或其中用苓桂术甘汤之合方。又若心下痞鞕、腹中雷鸣、食气不振、便通不整之状，不眠，精神不安者，与甘草泻心汤。又，腹部膨满、烦惊、心悸亢进、不眠、吞酸嘈杂等之症者，与柴胡龙骨牡蛎汤。

咳嗽刺激，喉头有瘙痒感觉及疼痛，或失声症者，与半夏厚朴汤。

遗精者，可用桂枝加龙骨牡蛎汤、八味丸、当归芍药散、天雄散之类。阴痿者，亦选用以上之方剂。森立之翁用大柴胡汤治阴痿①，余亦仿之，用大柴胡汤以救顽固之不眠。动脉硬化症之原因呈神经衰弱症样之症状者，应用栀子豉汤、泻心汤类者最多。此不眠之治法，可参照"症候与治方"第十一章。

《金匮要略》"百合狐惑阴阳毒病证治篇"中百合之病，古来说者甚少，使用其中之方者亦稀。今就百合病观之，论曰：百合病者，百脉一宗，患其病致之也，意欲食，复不能食，常默然，欲卧不能卧，欲行不能行。

就狐惑病观之，狐惑之病状，如伤寒之默默欲眠，闭目不得，起卧不安，不能饮食，闻食臭而恶，其面目乍赤、乍黑、乍白，蚀在上部则声嘶。

以上二论，为百合病、狐惑病之症也，其病象类似今日之歇斯底里、神经衰弱症之病。

备考

《类聚方广义》

禀性薄弱之人，色欲过多则血精减耗，身体羸瘦，

---

① 阴痿：即阳痿。

面无血色，身常微热，四肢倦怠，唇口干燥，小腹弦急，胸腹动甚，迨甚热，不死何待？若久服桂枝加龙骨牡蛎汤，严慎闺房之事，保啬调摄，庶几可以骨肉回生，否则唯有待死而已。

第四十一章　歇斯底里

【原因】

本病为世间人人可知之疾病，往时谓仅妇人发生者，误也。本病大概发于春机发动期以后，有时幼时亦见之。

本病往往表现遗传疾患，或与其余之神经疾患并发。其他如精神的兴奋、心身之衰弱、诸种之中毒，亦诱发本病。

【症候】

本病症候之发生与患者的观念有关，其实本病并不存在，唯由想象而起。患者若能消除主观上认为的疾苦，即能见本病之治愈。故认为本病基因于大脑皮质障碍之定论，见解颇为正当云。

本病之障碍，起于诸种之神经范围，运动性、知觉性、脉管运动性、营养性、分泌性、感觉性、精神性症状，现其刺激及麻痹症候。其起时或只一二之障碍，或泛发全般之障碍，至强弱、频疏等等，则千差万别，渺无一定。尤其此等之症状，往往或忽隐没，或忽出现，一时看去为颇重笃之变状，而在瞬息之间，或消散，或轻快。

运动障碍中可记述者，曰歇斯底里性麻痹、歇斯底里性痉挛及歇斯底里性短缩。

歇斯底里性麻痹，现偏瘫状，或现截瘫状，或现单瘫状。又有偏瘫中，麻痹一侧之知觉伴以失亡者。颜面筋及眼球筋之麻痹极稀，而喉头筋肉之陷于歇斯底里性麻痹者则甚常见。此外，或由于膀胱压缩筋麻痹而来滞尿，或由于膀胱括约筋麻痹而成淋沥，至间代性及强直性筋肉痉挛亦屡屡见之。其范围持续及强弱，则类别甚多，极无一定。又，屡屡见眼睑痉挛、点头痉挛、搐搦性痉挛。此外，患者紧扼感觉，从胃部或下腹部上行，此恐系起因于食道筋肉之上行性痉挛，故名曰歇斯底里球。此为诊断上重要之症状。

筋肉短缩，在上肢特现于屈筋，下肢特现于伸筋。此外，亦有现咬筋之短缩者，此之谓歇斯底里性牙关紧急云。又，因项部筋之向偏侧短缩，致成斜颈之病；舌筋之向偏侧短缩，致成舌之倾斜；背筋之短缩，见脊柱之屈曲者。

知觉障碍为本病常见之症状，就中以皮肤知觉亡失为最多。此皮肤之知觉亡失，或限局于一定之部位，与皮肤神经之解剖的区域不一致，或来于肢部之球状或带状，或胃及全肢，或现其半侧，此名歇斯底里性半侧知觉亡失云。

皮肤知觉过敏，亦屡屡见之，此亦与皮肤知觉亡失相伴而来，或代之而来。而在限局之一点，知觉过敏者，往往而然。卵巢部为最频发之局部，所谓卵巢痛者是也。此外，脊柱亦发限局性知觉过敏，尤以颈椎及胸椎为甚。又，屡现神经痛，或诸般之知觉异常症，而颅项骨之中央亦往往发生疼痛，此之谓歇斯底里性头痛。其或有头之中央限局性之寒冷者，此名歇斯底里卵云。黏膜之来自知觉障碍者亦甚多，尤其最常见者为咽喉黏膜之知觉亡失，而喉头黏膜之呈知觉变常症者亦不少焉，因此之故，致成歇斯底里性咳嗽及歇斯底里性言语困难焉。

脉管运动性及分泌性障碍中可记述者，为皮肤之苍白色及潮红，并所谓青蓝色浮肿，及唾液分泌过多、排尿异常。青蓝色浮肿来于上肢者尤多，所患肢部呈青蓝色，如浮肿状之肿胀。排尿则数日间全闭，此名歇斯底里性尿闭症。此际则呕吐多量之水样物以代偿之，吐物中含有多量之尿素。反之，或在仅少时日之间，排泄多量之尿，其尿如水样之稀薄，比重甚轻，此之谓痉挛尿。此外，由于胃肠黏膜之分泌障碍，而成胃液分泌过多症、盐酸过多、黏液性下痢及膜样肠炎。有时因皮肤之血管破裂，致溢出血液，名曰血汗。此外，或发香汗症，或胃及气管枝黏膜之出血，现歇斯底里性吐血及咯血者。

五官机能障碍中，尤属屡见者为视野缩小，就中对于绿色之视野狭小最为常见，或来色盲、弱视及黑视，往往现于偏侧。有时来偏侧之难听，或耳聋，或耳鸣、耳响、耳躁。

有时来嗅觉过敏症、嗅觉亡失症、嗅觉错误症、味觉过敏症、味觉错误症及味觉亡失症。此外，有时见喘息状态、心悸、呃逆、嗳气、胃痛、肠痛、肠鸣、鼓肠等。

精神异常亦屡屡见之，患者甚易兴奋，或反之，其性迟钝，呈无欲状态。

本病最重要的症状为无力。即患者或不能直立，或不能步行，或欲行而不行，但卧时颇能营强大之筋肉运动；或有数年间卧于病床而不步行者，因步行时有剧甚之疼痛也，此症名曰疼痛性无力症。

此外，应特书者，为筋肉痉挛之歇斯底里发作，此名之曰歇斯底里性癫痫。此歇斯底里性癫痫之强弱、持续与夫频疏之分，甚无一定，其状类似癫痫，发间代性筋肉痉挛。然与癫痫之发作有异，其神志不亡失，不过稍稍朦胧而已。

【疗法】

本病症状杂多，既不统一，亦不联络，从证用药亦不胜枚举。兹仅能举其日常多用之方剂，如半夏厚朴汤，非治歇斯底里球而治痉挛、麻痹者也，对于歇斯底里性言语不能症、歇斯底里性喘息、歇斯底里性咳嗽、歇斯底里性发汗过多、歇斯底里性唾液过多、歇斯底里性呕吐等，均得治之。余乡里中有一农家之妇人，患以上之症状而不能步行，且以上之症状互相出没，数年之间，医治无效。与此剂，收神效。

其次为甘草泻心汤。此方从《金匮要略》狐惑病之论运用之。

此外，如苓桂甘枣汤、甘麦大枣汤、奔豚汤之类，可以预防歇斯底里性癫痫、歇斯底里之发作与根治。

参照"症候与治方"第十一章及"神经衰弱"之条。

第四十二章　赤痢

本病主要流行于亚热带及热带地方，特征为腹痛、里急后重、排泄血样之黏液便，为传染性之大肠疾患。

【原因】

本病因食未熟之果物而诱发者，往往有之。但如此摄生之过失，虽不常发本病，然实可助长阿米巴或赤痢菌之繁殖也。

【症候】

本病潜伏期长短不定，但大概在一周间。至重笃之症，则其期甚短。

赤痢症状中最重要者，为便通及粪便之性状。患者之便意频繁袭来，往往一昼夜间便适达八十次乃至一百次，加之强激之便意、窘迫之感觉，患者身体有不能离便器之状态。主状态名曰里急后重，但每次之排便量极微，大多不足一食匙。便通之际，大多以腹中之雷鸣与下腹之刺痛为前驱。检视肛门，其开口往往深陷没于内方，以指插入肛门时，肛门括约筋为痉挛的收缩，觉有绞扼样之感，此际患者有剧烈之疼痛。此外，在排便之际，肠内容物触于括约筋上，有疼痛难堪之感。

赤痢之粪便甚稀薄，但初期往往杂以非常硬之粪块。加答儿性赤痢，在粪便中屡屡有血点，或在血缘见混在之黏液块。此外，发现蛙卵或膨胀之砂吾米类之黏液块，一日中粪便之量达一升，其大便渐次失粪臭，放类于精液之臭气。

化脓性赤痢，在粪便中可看到有脓之混在，其脓中屡屡有黄色之碎屑及断片，放置于便器内，则沉降于器底。

坏死性赤痢，其粪便含有多量之血液，或类似赤肉之水性浸出液，或见纤维素性肺炎之铁色痰之样。有时其便带黑色，放腐肉样恶臭。

体温，在疾病之初期，升至三十八度以上或三十九度。大多经二三日，其热始解，但须持续至一周或一周以上，始复平温。脉搏频数。

颜面早枯瘦，眼目带灰色之阴影状，舌干燥，生舌苔，口中发恶臭。此外，食欲亡失，同时口渴增进，往往嗳气、恶心、呕吐。

腹部则其初屡屡膨胀，但渐次陷没。触诊至左肠骨窝S形状变曲之部，觉一致之压痛，且每常证明有硬固之索状样之肿块。此肿块在初期为有痉挛性之收缩肠管，经日则有浸润之情形者为多。

赤痢在数日内或二三周内即可治愈，但亦有移行于慢性赤痢者。

阿米巴性赤痢，大多排泄混在暗红色血液之液状便，通常为慢性之经过。

赤痢之并发症可分二类，一为直接从肠之变化而起，所谓有局部性者也；一则起于发炎病素侵入远隔器官，所谓赤痢转移症者是也。

（一）局所的并发症有限局性或广泛性腹膜炎、直肠周围炎、完全直肠瘘等。

（二）赤痢转移症中，其最常见者，有肝脏脓疡与多发性关节炎。在阿米巴赤痢之际，肝脏脓疡尤多频发。此病除发生于赤痢病状之际外，在赤痢病治愈后始见，有时与肝脏脓疡同形成肺脓疡。

多发性关节炎，大多类似急性关节洛伊马基斯，在种种之关节上起肿胀、灼热及疼痛，有时一二关节上来化脓，其结果起全身腐败症或关节之强直。此外，现耳下腺炎、神经炎、脊髓炎，亦赤痢中之经过也。

【疗法】

发病之初期，与葛根汤，务丁宁使其发汗，可奏意外奇效。里急后重，肛门括约肌有痉挛的收缩倾向之际，触于 S 状弯曲之部，屡屡有一致之便固之索状物，对于压多过敏者，此际与桃核承气汤，能缓解窘迫的症状。

口渴，口臭，舌现黄苔而干燥，心下痞鞭，胸胁有苦满之状者，用大柴胡汤。全身有热感，尤其肛门灼热，里急后重者，与白头翁汤。病势进步，见黏血便或脓血便，身体疲劳，而犹里急后重不止者，与白头翁加甘草阿胶汤。若嗳气、恶心、呕吐者，运用小半夏加茯苓汤、小半夏汤加黄连、生姜泻心汤之类。

大势挫后，从证选用小柴胡汤、小柴胡汤合三物黄芩汤、黄芩汤、甘草泻心汤、人参汤之类。

并发症之治疗甚多，参照各疾病之条下。

备考

【本间枣轩之说】

最初恶寒发热，脉浮数，腹中痛，水泻下痢及五六次，忽现里急后重、不快利之状，数数上厕，但大便不出，唯见如涕如脓之肠垢与血交下，或竟下血，舌上出白苔，或渴或呕，而无食思。小儿经二三日，腹力易脱。大人亦比他病亦早露疲劳。其初邪气着肠，用发表之手段，可取全效。凡有恶寒、脉浮数等之表证者，其先频服葛根汤，其次与黄芩汤加葛根、黄连，即黄芩汤与葛根黄连黄芩汤之合方也，此于治热痢有奇效。下痢渐次多，腹痛甚，稍见脱状者，选用桂枝人参汤或逆挽汤。

诸病下痢，舌不生苔，但痢（赤痢之意）有白苔或黄苔，其毒深者见黑苔或干燥欲裂，或谵语，腹微满而撮痛，数数上厕，里急后重甚，离厕则便意来，甚或长居厕间不欲相离，所下者皆系脓血，腥臭如鲩鲀，遂致脱肛不纳，强纳之，复忽脱。此症，世称疫痢，实别于普通之痢，痢之重症者也。《伤寒论》："下痢，谵语者，与小承气汤。"其先宜荡涤之而用合璧饮。《保命集》及《瘟疫论》所载芍药汤，《感证集腋》之槟榔顺气汤，均可选用之。里急后重者，不妨加槟榔、木香，但不及大黄为有效耳。（中略）

每日发潮热，渴欲饮水，不思食物，或干呕，或不能饮苦味之药，小便与大便时同出，外此别无小便，且涩滞而不快利者，柴苓汤为宜。前件诸证俱备，且腹微满而急痛，里急后重甚者，与大柴胡汤。

经日，热已下，下痢亦从减，但下多脓血，似脏毒者，《伤寒》所谓便脓血，桃花汤之证也，可用《千金》之大桃花汤或春林轩①赤石脂汤为宜。患痢数十日，热既解，唯下痢不止者，真人养脏汤为宜，或与补中益气汤，间服阿芙蓉，或灸天枢。

痢疾愈下愈疲，病家思欲早早制止，买服调痢丸、痢病丸、活儿丸等之鸦片剂，下痢虽立止，但卒然腹满呕吐、四肢逆冷，诸证并起，至于死者，往往有之。《续疡科秘录》辨其害云："痢毒着肠，数数下痢，有如淋疾，小便频数，扫除其毒而下痢不止，此时若与涩药以止其下痢，所得大害，为必然之事。却宜报以下剂，除去其毒，则下痢亦从而减矣。"（下略）

逆挽汤者，桂枝人参汤合茯苓饮，去橘皮也。合璧饮者，小承气汤合黄芩汤也。《保命集》之芍药汤，

---

① 春林轩：18 世纪末，坐落在日本和歌山县之高野山北麓的春林轩，建有专为求治患者与求学医生住宿的"快快堂"（旧塾）和"布袋屋"（新塾），以及诊疗室。春林轩的创立者是著名医家华冈青洲（1760～1835 年）。华冈青洲所开创的"华冈流"医学流派尊崇中国医学，并吸收了荷兰外科之技艺，在 19 世纪初即以研究麻药完成世界首例乳癌切除手术而闻名。

为泻心汤合芍药甘草汤，加枳实、当归、木香、槟榔。《瘟疫论》之芍药汤，为芍药、当归、槟榔、厚朴、甘草、生姜，此中或加大黄。槟榔顺气散者，小承气汤中之枳实代以槟榔，加芍药也。柴苓汤者，小柴胡汤合五苓散也。《千金》大桃花汤者，桃花汤合附子理中汤，加当归、龙骨、牡蛎、芍药，去粳米也。补中益气汤者，小柴胡汤去黄芩、半夏，加白术、当归、陈皮、升麻、黄芪也。春林轩之赤石脂汤者，其中加石脂也。养脏汤者，芍药、当归、人参、白术、肉蔻、肉桂、甘草、木香、诃子皮、罂粟壳也。

【有持桂里之说】

痢之初发，不忌脉之浮数，但痢之末期则忌浮数。

大塚曰：*初期之浮数者，表证也，有太阳病之脉状，故不忌浮数。末期之浮数者，阴虚证也，例如四逆汤辈之脉状，故忌之。*

细数者，不可为也。痢之脉不沉实者，善候也。万病均以脉为目的，其中尤以痢疾须以脉为标准，故此病如见恶脉，断不能视为轻症。

论曰：脉沉弦者，下重之候也。沉弦者，内中积满之候也。通例下痢之脉常微弱，今见沉弦者，病毒积滞之故也。故疝癖亦见沉弦之时，内有毒也。疝亦有下痢之症者，有下重也。是以虚极之症，亦有下重者，施治得见功效，虽似阴证而下重者，毕竟为阳证也。

痢疾而呕吐，虽极虚者，亦多得治，因呕吐亦起于内中有毒故也。虚极而呕吐，但不下重者，是为不治之症。病人入于医者之手，凡呕吐而又下重者，十中能救二三。此症，北尾春圃谆谆告人，不宜用附子，而宜用白头翁之类，或用下剂。

桂枝汤

吾邦近来行古医方者，对于痢疾，有专用葛根汤之趋势，自谓已阐明医道。此说一起，世之刀圭者流，遂误会其旨，对于痢之初发者，辄不详察其脉症，无方不用葛根汤矣。此实可谓疏忽之至。盖此病初起，有发汗者，有不发汗者。发汗者之中，有桂枝之证，有葛根之证。岂能一律局定一方？故发汗者，可从"太阳病，脉浮"云云之章；可下者，可本"少阴病，自利清水"云云之条治之。

葛根汤

痢疾，发热少，腹痛强者，用桂枝加大黄汤为宜。若热强而腹亦痛者，用葛根汤为宜。又，葛根汤之证，为热度增强，自汗出，不恶寒，腹稍痛，脉甚者，用葛根黄芩黄连汤为宜。表证解后，病情较轻者，用黄芩汤加大黄、黄连为宜。中脘犹觉有物如满之气味者，用厚朴七物汤。若或心下强痛，大便中交下赤色之物时，用大承气汤为宜。

若用葛根汤后，胁下痞鞕满者，用大柴胡汤。倘热不解时，用柴胡加芒硝汤。便血甚者，用黄连阿胶汤。服后犹不止者，与桃花汤。若便粪如脓者，黄芩汤为宜。又，有一种热强而不渴者，此乃白头翁汤之证，非用下剂之证也。凡痢疾，大抵有毒，在毒未尽时，切不可用神丸（阿芙蓉、木香、黄连、乳香、没药、沉香），须待毒尽用之则佳。

以上为阳证之要诀。至于阴证方面，则用真武汤、附子理中汤之类。在用真武之时机，可兼用神丸，功效可以早著。又，有因于瘀血者，其腹痛与平常异，往往痛于少腹（下腹），污物呈紫黑色，此病以桃核承气汤为宜。腹中不痛，但下瘀物者，用当归四逆汤。

桂枝人参汤

初起泄泻（见"症候与治方"第三章"下痢"之条）与痢疾混合，或泄泻一两日，遂下脓血之痢者，用此方甚宜。

葛根黄连黄芩汤

黄芩汤

黄芩加半夏生姜汤

河间芍药汤

黄芩汤去大枣，加当归、黄连、木香、槟榔、官桂、大黄。

黄连汤

此方以腹痛而有呕气为目标。此腹痛之部位，从心下至脐上。

半夏泻心汤

参连汤

柏皮汤

黄柏、栀子、黄连、阿胶。又，一方中加乌梅。此方应用于脓血痢之热甚者。

白头翁汤

白头翁加甘草阿胶汤

大柴胡汤

四逆散用大柴胡汤后，热势大挫，但犹腹痛拘挛者，用此方甚宜。

厚朴七物汤

调胃承气汤

三承气（指大、小、调胃之三承气汤）之内，制里急后重之力，此方为最。大柴胡汤、白头翁汤之证，窘迫已愈者，用此方最宜。

大承气汤

此方正面之主治，比于厚朴七物汤，但无外症而腹满强者用之。腹满强，亦痢毒之愈甚者也。

大承气之腹痛在上，痛不甚剧，亦有在少腹（下腹）者，非此汤所主治也。

下痢已差，后更经年月日，而间之复发者，大抵此汤之所主治也。此外，休息痢而有腹候者，亦此汤之症也。（休息痢者，病愈而后发，发而愈，愈而复发之病也）

桃核承气汤

大黄牡丹皮汤

桂枝加芍药汤

小建中汤

钱氏白术散

人参、白术、茯苓、藿香、木香、甘草、葛根。小儿之痢，大半解而不令解，口干而渴者，早用白术散为宜。

桃花汤

此方用于脓血痢之久久不止，便有脓血，小腹痛者为宜。此脓血痢，有阴证与阳证之别，阳证适用柏皮汤、白头翁加甘草阿胶汤，阴证适用桃花汤。

痢疾久则成阴证之状，其痛在大腹者，用理中汤、四逆散、白通汤，此际不可用赤石脂禹余粮汤之类。又曰：久而肠不滑，只下真之脓血者，桃花汤之正症也。

下重虽亦有里寒证，但可决为概系热证，亦有痢中始终不痛者，此时以逐毒为宜。逐毒而下痢止，亦不后重（但有下重），又遗屎者（遗屎为十度中之二三度），亦以止后重、遗屎为宜。大概阳证中多赤物，少白物；里寒而用赤石脂之时，则交下白物者为多，此名滑肠，不后重也。

真武汤此方运用于痢疾而具种种阴证者。凡自利而不自觉其下者，或小便不便，脚上有肿气者，痢之见真武汤证之一二例者，或遗屎者，多为此方之症。遗屎无阳证中风、痫等阳证之遗屎，因身不自由而致，与此证不同。凡痢疾、泄泻之遗屎，十度内不过一二度，倘越三度，则非阳证，是阴证也。且此亦不限于痢，凡热病下痢，恍惚欲上便器，而已不自觉其遗屎者，倘越三度以上，即为真武、四逆之证矣。

真武之证有舌证，其舌十之七八有纯红。痢疾遇舌赤者，恶证也。初起即有是种状态者，必至危险。其状先淡红，自后恰如产后之舌而有滑泽。此舌如见渴者，极恶之证也。是故痢疾应知舌之白乎、黄乎，抑为黑乎，而决定其吉凶。

白通汤

真武汤不效，益近于脱症，而下痢犹不止，即如神丸或赤石脂禹余粮之类不能治者，与此方有伟效。

驻车丸

黄连、干姜、当归、阿胶。此方对于痢毒未尽，而成阴证里寒者，用之为宜。大体阴证所下之物，亦如阳证之下鱼脑髓或轻之脓血。凡无此者，可与此方。此方对于下物之色之目的甚宜，而于产后之痢尤宜，白头翁加甘草阿胶汤证也。此方对于阴阳合并之证也，俱于产之痢疾有特效。

香连丸

黄连、木香、肉豆蔻。此方能止腹痛，有除后重之力。

紫丸

紫圆。

以上为桂里翁痢疾论之大略。自古以来，对于治疗痢之学说，言者甚多。予信桂里翁之诸说最为剀切，故不厌其烦，详为引说。虽方之取舍选择视乎其人，然苟能熟察翁之所说，达治疗痢疾之奥义，予敢信其决能奏有效之途径也。（大塚）

《证治准绳》

仲景之建中汤（指小建中汤），无赤痢、白痢、旧新之区别，但治腹中之大痛者，有神效。其脉弦急，或涩浮而大，按之空虚，或乏举按之力者，用此汤治之。

《入门良方》

小承气汤，对于痢之初发，积气甚盛，腹痛难耐，或不胀闷，里急后重，度度入圊（厕）而不快通，窘迫之甚者，甚相宜。

《名医方考》

桃仁承气汤，实为痢疾初起主治之药，或其初已失与下剂之时期，反用收敛之药，致邪热内蓄，不能血行，腹痛甚而欲死者，急此方攻之。

《外台秘要方》

赤痢或白痢，日下痢数十行者，不问老人、小儿，以甘草一味，水煎顿服之为宜。

《魏氏家藏方》

二宜丸（甘草干姜汤），治赤白痢有效，以蜜丸服之。

【津田玄仙之说】

痢疾中有邪实之痢、腐肉之痢，二证之分，至为紧要。苟不知此点，决难无过。邪实之痢者，诸邪会集于大肠，下青白等之秽物，外证不热，脉实而数，口渴，舌有苔，有种种之实证，入厕必若于有后重之气味。是证宜用《伤寒论》之白头翁汤，或芍药汤，或芩连汤等凉剂去邪之品味，以去会集之肠邪。此则无论何人，无不知为痢病正面通治之法也。腐肉之痢者，大肠中之气邪不下，则元气虚脱，大肠之内皮因之而腐，其肉下落，致成腐肉痢之虚证，血亦随之而多下，此极虚之危症也。其外证，亦手足厥冷，好热汤与冷物。脉勿论已，即其他各方面，无处不呈虚证。后重比之邪实之证且甚之，粪中向无臭味。此为虚实分别之大概。但邪气之中，因元气虚而下赤肉者，其时必从邪气之脉，而不见虚脉。此时世医往往难辨虚实，遂用钱氏白术散以敷衍之。抑亦不思大便中下脓血之点滴者，非腐肉痢之下地乎？轻者，桂附之中加相当之剂，重者与温补剂，绝无所用其疑焉。

《类聚方广义》

痢疾有大热、腹满、痛如锥刺、口舌干燥或唇舌破裂，大便一日百数十行，或便中交下脓血者，大承气汤主治之。

《东郭医谈》

桃花汤有用于痢病之心得。有里急后重，昼夜六十行之症，用此汤后，翌日便脓血止，呈水泻样，昼夜十行中五六七行。甚者便脓血之人而便血，赤石脂亦有大效。桃花汤在痢病之始，发热甚时，间不用之；半热之时，用之即有效，故少阳篇之"桃花汤"条有"从二三日至四五日"云云。予用桃花汤，并不用汤，而用散药，以白汤吞之。少阳病等难用附子之症，每煎用真武汤，而兼用桃花汤之散云。桃花汤方之命名，其义有二：一因此方所煎之汤，其色似桃花；一则因赤石脂一名桃花石之故。

《时还读我书》

痢疾之渴者，大多好饮极热之汤，此际用寒下之剂为宜，至"欲热属阴"之说，可以不拘。

寒下之剂，如大黄、芒硝，性寒而下达之剂也。

手足逆冷，手尖冷者，热证也。阳脱于上，热痢下而不下，虚极者，必手冷至肩，足仅不过踝，此证宜用温补之剂。

《证治摘要》

痢下久久不愈，心中悸烦，卧不能睡，便中不混脓血者，黄连阿胶汤为宜。

痢疾已久，肠中里面之外皮腐烂，下赤白如鱼脑之痢者，速与大黄牡丹皮汤或薏苡附子败酱散。

第四十三章　霍乱

霍乱之主症为：急性吐泻，其状疑似虎力拉①。本病或为伤食之一种，或有暑气侵袭之倾向。本尾台榕堂所著《霍乱治略》，编于此编，其中有干霍乱者，乃腹痛烦闷而不吐下之症也。本章则就吐泻为主症而说述之。

---

① 虎力拉：音译词，即霍乱。

【原因】

本病大多在酷暑之候，从饮食之不摄生而诱发。本病之病原菌不明。

【症候】

本病现于俄然之间，有时以全身倦怠、食思不振、呕气等为前驱。本病大多起于夜间，患者因心窝苦闷及呕气等打破睡梦。腹部感雷鸣及疼痛，频发下痢，病势增加，则起数次之呕气，数小时之内达二十次乃至四十次，所吐之物及粪便，与虎力拉之物无甚区别。因之患者呈重笃之虚脱症状，皮肤厥冷，被以黏稠之冷汗，鼻梁隆起，眼球陷没，至呈所谓虎力拉性兔眼。脉搏频数且细小，心音幽微。此外，患者有极甚之烦渴，有掣痛性筋痉挛之苦，体力尚存者，其烦闷之状，实不忍卒观，其痉挛与虎力拉之情形同，发于腓肠筋者最多。尿利大减其量，甚至有时闭止。

本病通例常亘二十四小时至十八小时之持续，吐泻渐减其度，口渴止，皮肤复平温，筋痛消失，脉搏复故，利尿量增，虚脱之状态消散。反之，至致死的转归者，则吐泻亦止，但患者发现不快之呃逆、烦闷，其虚脱之状愈形增加，皮肤厥冷之度亦增，脉搏益益细数，心音不能听得，遂至死亡。

【疗法】

其初腹痛，二三日或四五日之间，日日行三五次之下痢者，大多无甚大患，可以治愈。腹不痛而痢暴下者，皆笃剧之症也。其腹痛者，乃正气排斥邪气，邪气相距，故发痛也。不痛而暴下者，邪势甚剧，正气不能相持，譬之弱将遇劲敌，未及一战，即丢盔卸甲而走也。

初期中，不论腹痛、寒热之有无，如见其机，宜早用葛根加术汤，温覆之，使十分发汗，则呕吐不发。若呕吐已发而不甚者，可自由施行后之措置。盖此病一发呕吐，即不能纳药，用尽心思，无适当治法，故往往死焉。故在初期中，看护者宜叮咛病人，喻其速发大汗。若已见呕气者，葛根加半夏汤中用加倍之生姜，发汗可愈。毒不甚者，始终用葛根加术汤，自能恢复。

发汗后，下痢不止，心下痞鞕，腹痛而小便不利，好热饮者，用人参汤。下痢甚，四肢微冷或恶寒者，人参汤中加附子。前证而发热恶风，四肢惰痛者，用桂枝人参汤。下痢发热，口舌干燥，渴而好冷水，或饮后即吐者，用五苓散、茯苓泽泻汤等冷服之。呕吐极甚而不止者，先用小半夏加茯苓汤、生姜半夏汤等冷服之，使止呕吐，最为紧要。呕吐不止，但对于适当之主方无用，或呕吐不止，下痢甚，一切药汁均不能入者，用温石温其腹部、腰部，在神穴、天枢、关元等穴数数以艾灸之，炷大为宜。其灸以腹内温、胸膈松开、呕气亦止为度。又，呕甚而心胸烦闷，挟蛔虫者，能体认其状情，兼用乌梅丸为宜。下痢甚，且呕，腹中水鸣，或腹痛，小便不利，四肢冷，或有挛痛者，真武加半夏汤，即真武汤、小半夏汤之合方为宜。下痢不止，厥冷，烦躁，四肢转筋，腹拘挛，面色青，肉脱，眼凹，声嘶者，四逆汤，从证用四逆加人参汤。下痢、转筋益甚，厥冷过臂膝，精神衰弱，脱汗如缀珠，脉细微或沉伏不见者，用通脉四逆汤。前证而心胸之气闭，干呕，烦躁甚，或发呃逆者，通脉四逆加猪胆汁汤为宜。此证多死。若下痢与干呕均止，厥冷、烦躁、转筋、自汗、呃逆不止，小便不利者，茯苓四逆汤为宜。此证亦多死，但用此方后，若小便通利，大便之色带黄味，诸症渐次退者，回生之机也。吐下、厥冷渐减，心胸中发烦热，渴而好饮冷水者，用石膏黄连甘草汤、白虎加桂枝汤为宜。若心下痞塞者，与白虎加人参汤。前证中加干呕、痰喘或呃逆者，竹叶石膏汤为宜。吐药者，冷服纳之，诸方皆然。若胸腹郁热，吐渴均甚，且烦躁者，与冷水，则烦躁能稳，呕吐能止。

初起发热，身体解惰，腹痛，或拘挛，微利者，是无大患，用桂枝加芍药汤，温被覆之，使发汗可愈。腹中结实而痛者，用桂枝加芍药大黄汤，反能快通而止下痢。若寒热往来，胸满，呕吐，心下痞鞕，腹中拘挛，或腹痛下痢者，用大柴胡汤。此病对于腹中凝结阻滞，宜早疏利，腹中和则下痢自止。譬犹表证者用葛根加半夏汤以发汗，则呕与下痢自止，同一理由。

呕而心下痞鞕，腹中雷鸣，下痢或下痢中杂血者，与半夏泻心汤。呕吐剧者，用生姜泻心汤。心烦不安者，用甘草泻心汤。口渴而不呕吐，便血不止，好饮冷水者，与白头翁加甘草阿胶汤为宜。

呕吐、下痢为此病之常态，能审寒热、虚实，选用甘草干姜汤、附子粳米汤、吴茱萸汤、黄连汤、干姜黄连黄芩人参汤为宜。呕吐甚时，灸神穴、天枢等穴。药中加伏龙肝之煎汁，煎而冷饮之，或即用伏龙肝一味之煎汁，待能稍纳药汁，再用本方适当之药，其中仍宜兼用止呕之剂。

发斑疹或疙者，选用葛根加石膏汤、葛根加术附汤、麻桂各半汤、大青龙汤，使斑毒十分排托，以防内陷。斑之形状，大小不同，其色红鲜者吉，紫黑者凶。斑黑者，从尺泽、委中两穴放血为宜。即无斑而身体之血色黯红者，现青筋、红筋者，多血之肥胖者，皆以放血为宜。但多少方面，宜加酌量为是。

吐泻后，大热，烦躁，谵语，大渴，舌干黄黑，心胸苦闷，不能安眠，大便秘闭，或变泄利、下重等之症者，随证选用白虎汤、大柴胡汤、大柴胡加芒硝汤、调胃承气汤、大小承气汤。病证转变不随施治之法者，无起死回生之望。

平素好酒肉者，或平素大便秘结者，或病前数日大便秘结，停滞于腹中者，或平日贪啜水面、果物者，或一时痛饮过食者，或在伤食病中感受厉气者，均随其症选用备急丸、紫丸、泻心汤、调胃承气汤、大小承气汤以逐除毒之停滞，能驱出闯入之邪气，下痢自止矣。又，水毒秽物停在胸膈胃中，欲吐而不能吐者，用瓜蒂散为宜。

备考

《伤寒六书》

霍乱而不吐下，腹痛甚，头痛发热者，与桂枝加大黄汤下之。此名干霍乱，死者居多。

《千金方》

小青龙汤，治妇人之霍乱者也。

《外台秘要方》

霍乱而四肢逆冷，吐少呕多者，附子粳米汤主治之。

《肘后方》

栀子豉汤，对于霍乱吐下之后，心腹烦满者有效。

《圣济总录》

半夏人参汤（与大半夏汤同），对于霍乱逆满、心下痞塞甚宜。

【和田东郭①】

霍乱中用巴豆剂或备急丸之症，其脉闭而有力，腹之上皮或有力，或无力。此因湿热郁结于内，故见上厥，或吐利。吐而不利，或烦躁闷乱，反复颠乱者用之。（此条见于霍乱之治方）

《证治摘要》

因暑而身热，口干，烦躁，心神恍惚，小便赤涩，大便泄泻者，五苓散为宜。自己按之而水泻下痢者，加滑石有效。转筋者，理中汤中加石膏。脉沉细，转筋，烦躁，发热者，亦当以无热治之。大抵霍乱而口渴、转筋者，热证也。四逆汤证，亦转筋者，但不甚轻耳。

霍乱而四肢厥冷，吐少呕多者，用附子粳米汤。心下痞者，用甘草泻心汤。

---

① 和田东郭：和田东郭（1744～1803 年），名璞，字韫卿或泰纯。先后从师于著名医家户田旭山、吉益东洞。日本折衷派的代表人物。他擅长临床，重视腹诊，主张"一切疾病之治疗，皆以古方为主，然应以后世方等补其不足"。主要著作有《导水琐言》《蕉窗方意解》《蕉窗杂话》《伤寒论正文解》等，这些著作都是由其口述，经门人整理而成。

第四十四章　肠窒扶斯

本病起于固有之窒扶斯菌①，呈一定之热型及肠症状，大概经过一定之期日，变为急性传染性疾患。其病状之经过，与汉法之伤寒一致，故可云伤寒之治方，即肠窒扶斯之治方。

【原因】

本病之病原，为窒扶斯杆菌。主犯二十岁至四十岁之壮健者，而家族之罹患者，尤易为本病之素因。

【症候】

本病之潜伏期为八日乃至二十日。

前兆期，或全缺如，或者恶寒及不整之轻热，全身倦怠，食思亡失，不眠及神经痛。而后头神经或三叉分歧之神经，其痛尤甚，而大腿筋之疼痛者亦极多。

由前述之诸症候，因一回之战栗，或频回之恶寒，即现稽留热，自后呈窒扶斯之症状，即窒扶斯舌、蔷薇疹、窒扶斯性下痢、脾脏肿大、窒扶斯便及血清反应等。

本病之热，通例有固有之经过，此为诊断上重要

① 窒扶斯菌：即伤寒杆菌。

之事。在发病之第一周中（肠黏膜之淋巴滤胞罹髓样肿胀之时期），热渐次如阶段之升腾；第二周（髓揉上浸润肠淋巴滤胞上形成坏疽及窒扶斯腐痂之时期）中，热达三十九度乃至四十度之稽留；第三周（肠黏膜上形成溃疡之时期）中，一日中之体温显著变化；第四周（窒扶斯溃疡上形成瘢痕之时期）中，体温之升降更为显著，此际一日中最高之度与前同一，而最低之度则渐次降低；其后热度渐次下降，终于平温。但此热型亦有呈种种之破格者。此疾病之强弱，与并发症之有无及轻重有关。无并发症之轻症，其稽留热之持续甚短小，或全经过不短小，而热不稽留，常为弛张状态。

肠窒扶斯之脉搏，比之体温之数少。体温虽高至三十九度以上，而脉搏则屡屡在百之内外。又，重症患者之脉搏，在经过之后半，呈显著之重搏性，回复期中更有明显之重搏性或带三搏性。

此外，口渴、食思缺乏、呼吸数之增进及尿量之减少等。皮肤，在前半期中干燥而且灼热，但至第四周中，屡屡见多量之发汗，因此皮肤上现多数之结晶性粟粒疹，就中以下腹部之侧面尤甚，以手抚摩之，能独知无数微细之粗糙面。

舌因展出之故，显著振颤。且在发病之初日，舌大抵黏着湿润，从舌背上至尖端，现灰色、灰黄色、灰褐色或煤灰色之苔。近于第一周之终末，舌上干燥，且现非常之赤色，屡屡现炼瓦状之赤色。

在第一周之终末，皮肤上现赤色类内形之斑，即蔷薇疹，其大平均如豌豆，大多微微隆起，以指压之则消退。此斑最初发现于胸部与腹部之境界，经验上常发于脾脏及肝脏部，但亦有发于其外之腹部及胸部，并及全背，有时亦生于头部及四肢，至发生于颜面者则甚鲜。其数亦非常不同，往往与窒扶斯流行之性质相异。此蔷薇疹之表现，为肠窒扶斯之常见症状，在诊断上极为重要。每个蔷薇疹之存在，为三日至七日。消失后，皮肤稍稍落屑。有时热全消退后，又会在恢复期发生蔷薇疹。

窒扶斯患者之腹部，恒有轻重不定之膨满，此因肠管内发生多量之瓦斯所致。又，回肠部往往对于压感甚敏感，按压之时，发生鸠鸣之音，此音即名为回肠音，此因液状之内容物及气泡充盈于肠管内，压之则起是声之故也。

脾脏在第一周之后半以后则肥大。

大便在发病之初日大多秘结，通例当第一周之终末始大痢，从此以后，一昼夜中排泄二回或至六回之稀薄便。窒扶斯患者之粪便呈黄绿色，阿尔加里性反应，静置之则有淡黄色面包心状之垩渣沉降，其外观似豌豆羹汁，故名豌豆羹便云。

窒扶斯患者之面貌，屡屡为极特征的，所谓窒扶斯面貌者是也。窒扶斯性之面貌，究属如何，记述之虽甚困难，但患者对于外界之刺激毫无反应，呈所谓无欲状态，口稍开放，目取第一视位，不稍振动。此外，则患者之舌展出，其挺出之舌振颤久而不退入。

本病有时会复发。此复发之原因，恐系患者从外部新得病毒，加以留存于局部之传染毒以为诱因，致发动而起。此诱因为过早离床、饮食之不摄生及精神的亢奋等，亦有不得何等诱因之证明者。初病与再发之间，经过无热之中间期，极不同。

又，屡屡当最初疾患经过未了之前，更见体温之升腾者，此种情形名曰再燃，与真正之复发有别。

再发之持续时间甚短，且其症状亦较初病时为轻快。

肠窒扶斯之异常症，有电击性窒扶斯、顿挫性窒扶斯、轻症窒扶斯、无热性窒扶斯、逍遥性窒扶斯等。

肠窒扶斯之并发症：或者全身传染之轻重及疾病之持续有异；或者肠壁上与溃疡的机转有关联；或者窒扶斯杆菌，或其他发病素侵入之结果而来，其中尤以连锁状球菌及其外之脏器被侵入为甚。

（一）重笃之全身传染，往往现脑官能之障碍，故此时有肠窒扶斯代神经热之名称。患者昏懵，且发不稳之谵语，甚至举臂亢奋，高声骂詈，乱打自己周围的人，逞其暴力，口吐喷沫，监视稍怠，辄从病室逸走，或自窗跳至街上。此种状态，往时名敏捷性神经热。反于此者，名曰迟钝性神经热云。（考察阳与阴、谵语与郑声之区别）

迟钝性神经热之患者昏懵，但其状态安静，只不过喃喃发不明之言语，故名喃语性谵妄。此症之患者，与外界全无干与，不要求饮食物，饮食物须经旁人之催促；膀胱过充，非经他人催促不排尿。虽其体位最不便宜，亦能亘数小时而不变。有时一二手指为痉挛的动，且手背及前膊上之腱亦跳动（此所谓腱跳动），或以手指撮引被褥，恰如撮绒毛之状，此之所谓搜衣摸床。

其次为衰疲性静脉栓塞，此在左股静脉最审见之。此症现脚之疼痛、冷感及衰弱，患部上之皮肤现水肿，呈皮肤静脉之扩张及蛇行，皮肤之温度低降。

（二）起因于肠浆膜之炎症及溃疡性变化之并发症中，第一者为下痢之增进，或窒扶斯患者于二十四小时内排泄十回至十五回之稀薄便，致生衰弱、死亡之危险。此外，持久性便秘亦算人并发症中，此因容易诱起窒扶斯腐痂之剥脱及肠出血，甚至肠破裂，故亦颇为嫌忌之症。有时竟致发胀鼓胀，此因瓦斯过充，肠管为下腹膨胀示破裂之状，横膈膜、肺脏及心脏强排压于上方，往往生窒息死之危险。肠出血大多起于第三周以前，此因窒扶斯腐痂下之血管未充分，中有血栓块，在未闭锁前，该腐痂剥脱而起。其粪便呈黑赤色血痕状之观，或混淆其他之肠内容物，或为纯血液性。在纯血液性之场合，屡屡见凝固之血饼块。出血之量，达一升或至二升。失血强度之时，患者之面貌呈尸色，体温降低，往往在平温以下，且意识昏懵。至此际，右肠骨窝屡屡呈浊音。在熟练之医士，只须观察患者特征的外貌，更一检其粪便，即能推察得肠出血之存在矣。出血之甚者，在未排泄血便以前，已至于死之转归矣。

凡肠出血，在某症只一回之便血，他症往往持续一日至三日，亦有一时中止，逾二三日后再发者，其甚者亦有反复数次云。

肠窒扶斯溃疡，进入之部分甚深，往往接近于肠浆膜，易于诱发肠穿孔及穿孔性腹膜炎。

（三）炎性并发症，为窒扶斯杆菌，或连锁状球菌，或其他之病的侵入而起与否，只须依炎性渗出物之细菌学的检查便可决定。窒扶斯杆菌在脓灶中，得保持其数年之生活力。又，肠窒扶斯之经过中，不论何种内脏，得袭炎性并发症，兹揭一二例如次：

1. 气管枝加答儿为极常见之并发症，现于第一周之终末或第二周之始。有时见肺炎。

2. 耳下腺炎在本病并发症中颇为频繁，大多犯其一侧，两侧同时来者甚稀。本症大多见于发病之第二周或第三周之终末，亦有至恢复期始发现者。

3. 耳炎亦为本病常见之并发症，往往成鼓膜之穿孔。

4. 褥疮最多，往往生于荐骨部、大转子上。

5. 此外，尚有急性肾脏炎、恩奇那等，亦常见之。

【疗法】

本病之疗法，有汉法千古之圣典，已详述于《伤寒论》中。今就本章所现之症候，拟述其方法如次，但不免有蛇足之讥耳。

前兆期通例现太阳病证（老人、虚弱人始现阴证），即头痛、恶寒、轻热、全身倦怠，此其中用桂枝汤、葛根汤、麻黄汤之类。"麻黄汤"之条下，有"身疼腰痛，骨节疼痛"云云。此时期所现之症状，与神经病之症状一致。

热如阶段状之上进者，小柴胡汤之证也。此时舌上现白苔，食欲亡失，脾脏、肝脏肿大，耳鸣，头痛等。舌现黄苔而干燥，舌尖赤，大便秘者，与大柴胡汤。热上稽留，亦所谓潮热，大便秘，谵语，有搜衣摸床之状，亢奋，高声骂詈，乱打自己之周围，或从病室逸走等之状者，用承气汤类。若无宿食停滞之候，热炽而口渴，现如上之症状时，应用白虎汤。

迟钝性之发喃语性谵妄，不求饮食物，或膀胱过充而不排尿，或卧不适宜之地位，身体亘数小时不变其体位者，有阴证之意，但亦有阳极似阴，动极则静者，故宜参照脉、腹、舌等，用真武汤或承气汤之类。

肠管内发生多量之瓦斯，苦腹部胀满时，用大小承气汤、栀子厚朴汤、厚朴七物汤、厚朴生姜半夏甘草人参汤之类。

下痢之时，腹部仍坚实，脉沉实者，确为阳实之证，应用大柴胡汤、承气汤之类。一日下数回至十数回水样之痢，心下痞，小便呈不利之状者，用人参汤。若心下痞鞭，腹中有雷鸣之状者，用甘草泻心汤。已陷于阴虚，脉沉微，恶寒，有手足厥冷等之状而下痢者，用真武汤、四逆加人参汤之类。

肠出血不止者，用黄土汤、黄归胶艾汤、人参汤、四逆加人参汤。

此外之并发症，可参照各疾病之条，适宜用药。

备考

《杂病纪闻》

平生壮实之人，患伤寒，其症亦剧，此因正气与邪气相争之故。平常虚弱之人，其症亦轻，此因正气弱，相争之力乏之故。伤寒之为期，大抵七八日，坏症则大抵二十日而愈，而其调理虽经四五十日，不能复其平生之康健。身体壮实者，次要百日，百日之间，宜坚慎暑寒、饮食、心劳、房事。若此期不能养生，则终生虚弱矣。至于治疗之大法，最初恶寒、头痛甚，口鼻干，有呕气、发热、身体痛者，伤寒之太阳证也，一昼夜用葛根汤五六帖，覆以被，取其汗。其病见重时，用麻黄汤，先覆以厚被，再服以药，更啜热粥以取汗。发散之药等咽下宜顺速，覆被后药力已到，则汗发如流水。大抵经用三四日之发散剂，则恶寒、头痛止，表证去，而为半表半里之证。倘经三四日发散剂，而恶寒、头痛犹不止者，仍用发散剂。早在表证之间者，移用柴胡汤。此柴胡，大抵早则二日，迟则七八日。表证之目的，为恶寒发热、呕益甚、舌上有厚黄苔、小便之色赤者，柴胡之证也。四五日中现出柴胡证者，用小柴胡汤。七八九日食益不进，谵语，烦渴，大便五六日不通者，此属阳明里证也。此时如有不少之柴胡主残留者，用大柴胡汤。若谵语甚，舌苔黑，遍体昼夜出汗者，用大承气汤，使谵语轻而止其汗。其调理之药，见虚候之时，则以益气汤调理之。此为伤寒疗治之大道。又，最初见阴证者，用桂枝汤发表之。虚候甚者，用桂枝加附子汤、麻黄附子细辛汤、麻黄附子甘草汤等发散之。太阴证才一二日，即入于里为少阴证，不见里证者，从证用真武汤、附子汤、四逆汤之类。厥阴病者，其经络之证虽不多，但非厥阴病之厥冷，不得用附子剂。凡阳气里包之病，犹火之入壶中，急盖其盖，则火气穿通里穴；若火盛而竟开盖，则火可消灭。故《伤寒论》中有用麻黄升麻汤者，此麻黄、升麻为疏通表里腠理之药，犹之对于盖火之壶，为之穿穴也。其佐药组合助阳滋润津液之药。如见手足厥冷，不得用附子、干姜之类，用之，厥冷反益甚，甚至促其命期。

伤寒最初之治疗，第一发散；既移于柴胡汤后，即不宜发表。因表虚之人，苟稍稍发表，即汗出如流者，用桂枝加附子汤以逐汗。最初数日，汗出如流，津液无，大便秘者，知为阳明病，宜快用下剂。又，最初如阳证，津液干燥，七八日后舌上现黄苔，或反之，苔去，舌薄，色赤，舌之皱点去如阴茎龟头之肌，喜吞极热之汤者，是落于阴证之候也，用生脉散（后世多以麦门冬为主药）。脉现虚候者，用附子粳米汤。

妇人伤寒热甚时，经水来，其热大，热入血室（子宫），必发狂，或起痉病、角弓反张、口噤等。热俄去，则又变症谵语、发狂、精神不正者，柴胡汤为宜，或柴胡汤中或加红花，甚有效。痉病，古人用葛根汤。此症如已用过发表剂者，用桂枝加大黄汤。从少阳病之时分，而现经水、发痉者，大柴胡汤为宜。

少阳证之时或阳明证之时，呕逆甚者，用柴胡剂或小半夏加茯苓汤。如呕益甚，致呕出蛔虫者，此时考用鹧鸪菜汤或理中安蛔汤，蛔尽则呕止。

少阳病时，渴甚，舌上现厚黄苔，实烦者，用石膏汤。用石膏而腹痛者，即不应用石膏。凡石膏对于适当之病，咽下即有快觉。

阳明病时，用大黄剂，下痢而病人觉急快者，实证也，与下剂适应。下痢后腹无力，觉不快者，即不应用下剂。

少阴病时，脉微沉、虚大，舌薄而赤，大便溏，足微肿等，此皆虚寒之候，用附子剂。附子剂不应，服后反脉力减，或腹满、心下痞塞，或精神濛濛，或痰喘发动，或现上逆、目赤等，是等皆不应用温补之剂，宜另用他药。

图书在版编目（CIP）数据

中国内科医鉴／刘星主编．—太原：山西科学技术出版社，2023.4

ISBN 978 – 7 – 5377 – 6249 – 6

Ⅰ．①中… Ⅱ．①刘… Ⅲ．①内科学—中国 Ⅳ．①R5

中国版本图书馆 CIP 数据核字（2023）第 031265 号

中国内科医鉴

出 版 人　阎文凯
主　　编　刘　星
著　　者　大塚敬节
责 任 编 辑　张延河
封 面 设 计　吕雁军

出 版 发 行　山西出版传媒集团·山西科学技术出版社
　　　　　　地址　太原市建设南路 21 号　邮编　030012
编辑部电话　0351 – 4922135
发 行 电 话　0351 – 4922121
经　　销　各地新华书店
印　　刷　山西人民印刷有限责任公司

开　　本　890mm×1240mm　1/32
印　　张　10.625
字　　数　193 千字
版　　次　2023 年 4 月第 1 版
印　　次　2023 年 4 月山西第 1 次印刷

书　　号　ISBN 978 – 7 – 5377 – 6249 – 6
定　　价　48.00 元